인공지능,
법에게 미래를
묻다

인공지능, 법에게 미래를 묻다

로봇 기술 활용에 앞서 알아야 할 법 제도 이야기

2021년 3월 10일 초판 1쇄 발행
2023년 5월 30일 초판 5쇄 발행

지은이   정상조

편집   고명수 윤다혜 강민영
마케팅   정하연 김현주
경영지원   나연희 주광근

디자인   박진범
인쇄   영신사

펴낸이   윤철호
펴낸곳   (주)사회평론
등록번호   10-876호(1993년 10월 6일)
전화   02-326-1182(마케팅), 02-326-1543(편집)
주소   서울시 마포구 월드컵북로 6길 56
이메일   editor@sapyoung.com

ⓒ 정상조, 2021

ISBN 979-11-6273-137-6 03510

SPIKE

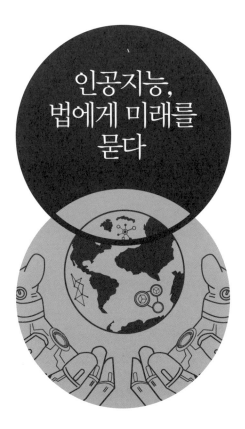

인공지능, 법에게 미래를 묻다

정상조 지음

로봇 기술 활용에 앞서 알아야 할 법 제도 이야기

사회평론

차례

코로나19가 앞당긴 인공지능의 시대

2020년은 코로나로 시작해 코로나로 마감한 해였다. 눈에 보이지도 않는 코로나19라는 조그만 바이러스가 지구 78억 인간들의 삶을 송두리째 바꿔놓았다. 그 영향은 정치부터 경제까지 분야를 가리지 않았다.

지난해인 2020년 4월에 실시된 우리나라 총선에서 당시 여당이 압승할 수 있었던 것도 코로나19를 빼놓고 생각하기는 어렵다. 11월 미국 대선에서 도널드 트럼프 대통령이 연임에 실패한 결정적인 이유 역시 코로나19였다. 무엇보다 코로나19는 수많은 서민을 실업자로 만들었고 여러 기업을 적자와 도산의 늪에 빠뜨렸다. 그러나 일부 기업에는 도리어 호재로 작용했다. 특히 구글과 네이버, 페이스북과 카카오 등 온라인 플랫폼들이 엄청난 수익을 올렸다. 그런데 다양한 영역에서 상반된 승자와 패자를 만들어낸 코로나19 사태의 진정한 승자는 사실 로봇과 인공지능이다. 대통령 선거에서 부터 온라인 플랫폼 사업자까지 모두가 로봇과 인공지능이 제공하는 데이터 분석과 가공 그리고 맞춤형 광고에 어느 때보다 크게 의존하게 되었기 때문이다.

코로나19는 교육 현장 또한 완전히 바꿔놓았다. 필자는 1년 내내 한 번도 대면 강의를 할 수 없었다. 온라인 화상 강의로 대신했지만 학생들이 강의에 어떤 반응을 보이는지는 고사하고, 강의를 듣고 있는지조차 알 수 없었다. 화상 강의를 하면서 생각했다. 필자와 같은 교수는 학생이 강의를 듣는지, 혹은 다른 인터넷 공간에 가 있는지, 그리고 실제로는 어떤 콘텐츠를 좋아하는지 파악할 길이 없지만 로봇은 알 수 있으리라는 사실을. 로봇이라면 학생 개인의 인터넷 활동으로부터 진정으로 원하는 지식과 취향을 파악하고, 학업 성취도를 분석해 개별 학생마다 적절한 수준의 맞춤형 교육을 제공할 수도 있을 것이다.

***

필자는 로봇과 인공지능이 어떤 일을 할 수 있는지 또 그로 인해 어떤 일이 일어날지, 우리는 무엇을 대비해야 할지 등의 문제에 오래전부터 관심이 있었다. 처음에 가장 충격받았던 사실은 정치와 경제 그리고 교육 현장에서 로봇과 인공지능이 중요한 역할을 할 수 있게 된 현재의 놀라운 기술 발전 상황뿐만이 아니었다. 우리 인류가 축적해온 지식과 정보가 지금까지처럼 인간만을 위한 것이 아니라 인간과 로봇 모두가 학습할 수 있는 데이터라는 인식 전환이었다. 바둑을 두든 그림을 그리든 음성 비서 역할을 하든, 로봇은 사람만큼 행동하기 위해 수백만 권의 책을 읽고 수천만 건의 데이터를 학습해야 한다. 그래서 로봇을 움직이는 인공지능은 엄청난 양의 데이터를 처리하는 클라우드 서버 속에 있다. 이렇게 로봇과 인공지능에 대해 알아갈수록 이 과정을 많은 이들과 공유할 필요를 느꼈다. 눈에 보이지 않는 인공지능이 움직이는 원리와 방법을 이해해야 로봇과 공존할 미래를 준비할 수 있으리라는 확신이 점점 강해졌기 때문이다. 우리 눈에 보이지 않는 코로나 바이러스의 정체를 정확히 알아야 '포스트 코로나' 시대가 밝은 미래로 다가올 수 있는 것처럼.

현재 우리나라의 수많은 사람은 코로나19로 인해 생존의 위기에 놓였지만, 정치인들은 이념과 진영의 포로가 되어 삶과 동떨어진 이야기만 하고 있다. 각계각층에서 대한민국의 성장 엔진이 점점 식어간다는 위기의식은 커지는데, 정부는 뾰족한 대책을 제시하지 못하고 있다. 이 답답한 상황에서 로봇과 인공지능이 돌파구가 될 수 있다는 희망과 기대를 독자들과 공유하고 싶었다. 로봇과 인공지능은 이념과 진영을 떠나 우리 모두의 목표가 될 수 있고 되어야 한다.

***

누구나 편하게 읽을 수 있는 책을 쓰고자 했지만 복잡한 로봇의 작동 방식을 설명하고, 로봇과 공존할 미래상을 명확하게 그리기는 쉽지 않았다. 다행히 대학원 수업에서 학생들과 함께 다양한 사례를 공부한 것이 많은 도움이 되었다.

로봇 이야기는 진행형 프로젝트이다. 독자들께서 주실 질책과 조언을 받아 앞으로 계속 이야기를 발전시켜나갈 것을 약속드린다. 필자의 원고를 읽어주고 알기 쉽게 고쳐준 아내와 아들딸, 내용의 논리 비약을 잡아주고 꼼꼼하게 교정해준 서유경 변호사 그리고 원고의 골격부터 표현까지 완전히 탈바꿈시켜준 김희연, 노현지 편집자에게 진심으로 감사드린다.

2021년 아침

정상조

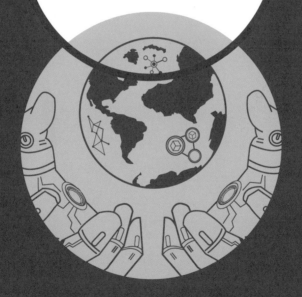

들어가며

데이터 산업의
서막이 오르다

우리의 미래가 걸린 4차 산업혁명

2020년 7월, 문재인 대통령은 '한국판 뉴딜 종합계획', 줄여서 한국판 뉴딜의 시작을 전 국민에게 알렸다. 2025년까지 국비와 기업 투자금을 포함해 총 160조 원가량이 투입될 막대한 사업이다. 이날 발표한 디지털 뉴딜과 그린 뉴딜 중에서 화제가 된 쪽은 자본 규모로 보나 창출될 일자리 개수로 보나 단연 디지털 뉴딜이었다.

데이터를 기반으로

디지털 뉴딜의 핵심은 '데이터 댐'으로, 말 그대로 댐에 물을 가두듯 국민의 데이터를 한군데로 모은 후 새로운 산업 개발에 활용하려는 사업이다. 기획재정부는 이 데이터 댐을 조성하는 데에 국비 약 16조 원이 들어갈 예정이며 그 과정에서 39만 개 일자리가 만들어지리라 추산했다.

◈ **디지털 뉴딜의 주요 사업**

	지출 예정 국비	창출될 일자리 수
데이터 댐	15조 5천억	38만 9천
지능형(AI) 정부	9조 7천억	9만 1천
스마트 의료 인프라	1천억	2천

출처: 기획재정부

　사실 많은 이들이 디지털 뉴딜을 미국 루스벨트Franklin Roosevelt 대통령이 대공황 탈출을 위해 추진한 원래의 뉴딜 정책처럼 일자리 창출 수단으로만 이해하거나 자신의 삶과 동떨어진 일이라 여기고 대수롭지 않게 넘어갔을 것이다. 하지만 디지털 뉴딜은 생각보다 훨씬 더 밀접하게 우리 삶과 연결되어 있다. 특히 디지털 뉴딜의 핵심인 데이터에 관해서는 누구도 피해갈 수 없다.

　그동안 데이터 활용에 관한 논의가 없었던 것은 아니다. 꾸준히, 그렇지만 빠르게 사회적 논의가 전개됐다. 대대적으로 데이터라는 단어가 주목받은 것도 디지털 뉴딜이 처음이 아니었다. 2020년 1월에 소위 '데이터 3법'이 국회를 통과했고 뒷받침하는 시행령들도 속속 개정되었다. 이로 인해 개별 금융사에 묶여 있던 개인 금융 정보를 다른 회사가 활용하는 '마이데이터My Data 사업'이 출범해, 크고 작은 회사가 도전장을 내밀었다. 그뿐만 아니라 디지

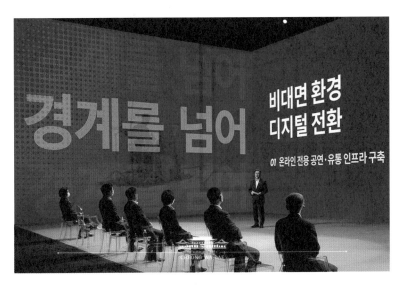

디지털 뉴딜 문화콘텐츠산업 전략보고회 한국판 뉴딜 중 재정적 규모가 가장 큰 디지털 뉴딜은 우리의 데이터와 밀접한 관련이 있다.

털 뉴딜이라는 정책의 방향이 결정되자 데이터를 전문으로 다루고 의사결정을 할 수 있는 '데이터청'과 같은 독립된 행정 조직이 필요하다는 이야기가 정치권과 기업, 시민사회를 막론하고 꾸준히 흘러나오고 있다. 코로나19로 인한 '언택트' 물결이 논의를 가속화했음은 물론이다.

왜 데이터인가?

데이터가 중요한 이유는 분명하다. 데이터가 인공지능artificial

intelligence: AI을 만들고 결국 그 인공지능이 미래의 로봇을 움직이기 때문이다. 이렇게 만들어진 지능형 로봇이 바로 막 시작된 4차 산업혁명의 핵심 엔진이다.

로봇이 몰고 올 21세기 산업혁명은 18세기 산업혁명보다 10배 더 빠르게 그리고 300배 더 커다란 규모로 진행되리라 예상된다.[1] 머지않아 로봇을 활용해 도약에 성공한 신종 국가와 그렇지 못한 토종 국가 사이에 커다란 격차가 생겨나 21세기형 '대분기great divergence'가 완성될 것이다. 우리나라 역시 대분기를 피할 수 없다. 우리는 지금 기술 혁신을 통해 재도약할 것인지 아니면 시간만 흘려보내며 토종 국가로 퇴보할 것인지의 갈림길에 서 있다. 18세기 영국이 먼저 증기기관을 활용해서 산업혁명에 성공한 것처럼, 앞으로 로봇과 관련된 기술 혁신에 따라 각국의 미래가 달라질 것이다. 산업혁명에 성공한 영국은 대제국을 건설했지만, 전통에 얽매여 기술 혁신에 노력을 기울이지 못한 청나라와 조선이 쇠락의 길을 걸었듯 말이다.

문제는 국민 대부분이 여전히 로봇과 인공지능, 그리고 인공지능의 기반이 되는 데이터에 대한 이해가 상당히 부족하다는 사실이다. 이는 무엇보다도 기술이 변화하는 속도가 너무 빠르기 때문이다. 각국에서 동시다발적으로 새로운 변화가 일어나기 때문에 오래전에 정규 교육 과정을 끝마친 보통의 성인은 물론 관련 기술자마저 발전 양상을 좇아가기 버거운 게 사실이다. 그렇다고 데이터 관련 산업과 기술을 섣불리 전문가의 영역으로 두고 멀리할 수만은 없다. 이를테면 앞서 언급한 디지털 뉴딜을 통해 정부와 기업이 왜 개인들의 데이터를 모으고 활용하려 하는지, 그 과정에서 고민해야 할 지점은 무엇인지 가늠하고 정책의 방향과 속도에 대해 의견을 낼 수 있어야 한다. 지금 함께 머리를 맞대고 고민하지 않으면 미래 우리 사회에 치명적이고 중차대한 문제가 발생할 수도 있기 때문이다.

이 책은 4차 산업혁명의 근간이라고 할 수 있는 로봇, 인공지능, 그리고 데이터의 정체가 무엇인지, 그리고 그것이 미래 어떤 영향을 끼칠지 사람들에게 쉽게 안내하려는 목적으로 쓰였다. 궁극적으로는 관련 제도와 정책에 대해 활발히 의견을 나눌 수 있는 계기가 되기를 바란다. 그러한 논의가 동반되어야만 불필요한 이념 논쟁과 내부 갈등을 넘어 우리 사회가 최선의 길로 나아갈 수 있다고 믿는다.

'로봇 인지 감수성', 필요할까

로봇 기술 발전의 현주소

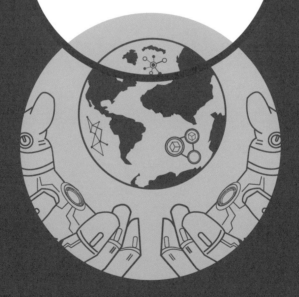

언제나 아이들은 로봇에 관심이 많았다. 옛날 어린이들이 아톰과 태권브이가 나오는 만화를 보며 호기심만 키웠다면 요즘 초등학생들은 숙제하다가 스마트폰을 켜서 직접 덧셈과 곱셈 문제의 답을 확인해 본다는 점이 다를 뿐이다.

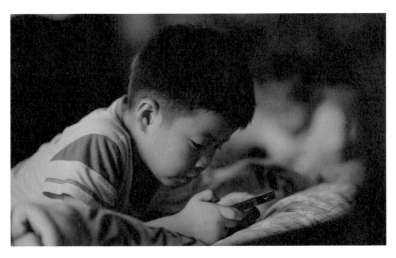

익숙하게 스마트폰을 사용하는 아이 요즘 아이들은 태어나면서부터 로봇과 함께 살아간다. 디지털 기기에 익숙하다는 점은 밀레니얼 세대와 Z세대, 즉 MZ세대를 관통하는 가장 큰 특징이다.

그런데 이제 로봇은 아이들만의 전유물이 아니다. 어른들도 로봇에 관심이 아주 많다. 21세기는 직장과 가정에서 로봇 없이 살 수 없는 시대이다. 수많은 제조 공장에서 물건을 만드는 일은 모두 로봇이 하고 사람은 그 로봇을 조종하는 일만 맡은 지 오래다. 최근에는 더 나아가 우리 생활 아주 가까이에 인간처럼 사고하는 지능형 로봇이 점차 보편화되고 있다. 그러면서 다시금 로봇에 대한 호기심과 우려가 커지고 있다.

인류의 오래된 꿈

~~~~~

인류는 태곳적부터 '사람을 대신해서 일해주는 기계', 즉 로봇을 원했다. 사실상 그 꿈은 문명과 함께 탄생하고 발전했다고 봐도 과언이 아니다.

5천 년을 거슬러 올라가 고대 이집트에서는 실제로 매 시각 사람 모양의 인형이 종을 쳐주는 물시계를 쓰고 있었다. 고대 그리스에서도 신화를 통해 로봇을 상상했다. 대장장이의 신神 헤파이스토스Hephaistos가 세 개의 금 바퀴가 달린 기계를 만들어 스스로 올림포스 신전 회의에 다녀올 수 있게 했다는 이야기가 그중 하나다. 철학자 아리스토텔레스는 저서 『정치학Politika』에 헤파이토스 신의 기계 같은 자동화 장치가 발전하면 노예가 불필요해져서 인류 평등이 실현되리라는 희망을 쓰기도 했다.

아리스토텔레스의 꿈을 가슴속에 품고 인류는 로봇을 만들기 위한 수많은 도전을 해왔다. 중세 말 유럽에서는 뻐꾸기시계처럼 태엽과 바퀴를 이용해 스스로 움직이는 자동인형이 주로 왕과 귀족을 위해 만들어졌다. 18세기 산업혁명을 거쳐 19세기 말에 오면 미국의 발명왕 에디슨Thomas Edison이 소형 축음기를 내장한 말하는 인형을 선보여 사람들을 즐겁게 해주었다. 20세기 중반에 가면 미국의 사업가이자 로봇의 아버지라고 불리는 엥겔버거 Joseph Engelberger가 자동차 부품을 자동으로 용접하는 산업용 로봇을 만들어냈다.[2]

21세기에는 더 똑똑한 로봇들이 나왔고 빠르게 우리 삶의 일부로 자리 잡았다. 이전의 로봇들은 '어떤 작업이나 조작을 자동으

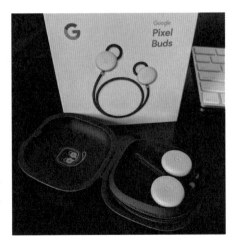

픽셀 버즈 1세대 구글 기계 번역을 제공하는 무선 이어폰 픽셀 버즈는 2017년 처음 1세대가 나왔으며 2020년 현재 4세대까지 출시되어 있다.

로 하는 기계 장치'라는 사전적 의미에는 들어맞았지만, 단순히 입력값을 자동으로 출력해주는 기계였을 뿐 스스로 생각해서 행동하는 '지능형 로봇'은 아니었다. 지능형 로봇이란 인간을 닮은 휴머노이드humanoid 로봇뿐 아니라 스마트폰 속 음성 비서와 인공지능 스피커, 고객센터의 챗봇chatbot, 24시간 인터넷을 돌아다니면서 쉬지 않고 데이터를 수집하는 크롤러 봇crawler bot 등을 포함한다.

이제 아침에 일어나면 스마트폰의 빅스비Bixby나 시리Siri가 오늘 날씨와 뉴스를 전해주고, 외출한 사이 청소 로봇이 집을 쓸고 닦아주는 것이 낯설지 않은 풍경이 되었다. 일터에서는 인공지능 스피커인 네이버 클로바Naver Clova나 카카오 미니Kakao Mini가 개인 비서처럼 업무를 도와주고, 구글Google 무선 이어폰 픽셀 버즈Pixel Buds의 기계 번역 기능을 이용해 외국인과 비즈니스 통화를 할 수도 있을 것이다.

이외에도 일상 속 지능형 로봇의 사례는 수도 없이 많다. 이제 콜센터에서는 사람 대신 지능이 높고 교양까지 갖춘 챗봇이 문제를 상담해준다. 아마존Amazon이 시범적으로 운영하는 배송 로봇 아마존 스카우트Amazon scout는 문자 메시지로 비밀번호 확인 절차를 거친 후 주문자에게 물건을 직접 건네준다.

관상 전문가 대신 면접관 로봇이 지원자의 표정과 답변 내용을 분석해 채용 여부에 관한 의견을 제시하기도 한다. 승용차와 비행

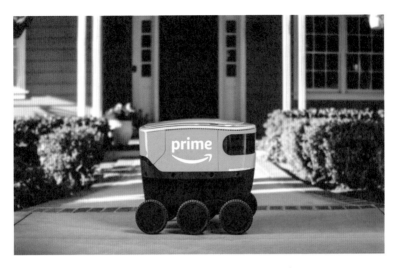

아마존 스카우트 6개의 바퀴가 달린 배송 로봇 아마존 스카우트는 2019년 활동을 시작했으며 2020년 현재 시범 운행 중이다. 주문한 물건이 로봇 내부에 들어 있다.

기를 운행하는 건 물론이다. 다양한 분야의 전문가를 도와 질병을 진단하거나 소비자의 금융 신용도를 평가하며 범죄자의 재범 가능성을 예측하기도 한다.

2020년 2월 시작된 코로나19 사태는 지능형 로봇의 대중화를 더욱 앞당겼다. 코로나19 바이러스를 퍼뜨릴지도 모르는 사람 대신 감염의 위험이 없는 로봇을 선호하는 경향이 뚜렷해졌기 때문이다. 예를 들어 서울대병원은 직원에 의한 2차 감염을 차단하기 위한 목적으로 LG전자와 공동 개발한 로봇 두 종을 본격적으로 활용하기 시작했다.

클로이 청소 로봇의 경우, 실내 자율주행 및 장애물 회피 기술

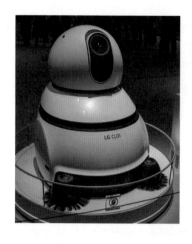

클로이 청소 로봇 인공지능을 주제로 한 베를린 국제 가전박람회에 클로이 청소 로봇이 전시되었다. 인공지능형 로봇인 클로이 청소 로봇은 국내 병원에 도입되어 이용되고 있다.

을 탑재하고 있어 복잡한 병원에서도 안전하게 청소해낸다. 클로이 안내 로봇은 병원을 찾아온 모든 출입객을 대상으로 기본적인 호흡기 문진과 체온 측정을 담당해 대면 접촉을 줄였다. 질병관리본부(현 질병관리청)에서도 코로나19 감독 대상에게 하루 2번씩 자동으로 전화를 걸어 발열, 호흡기 증상 유무를 확인하고 그 결과를 보건소 직원에게 이메일로 전달하는 인공지능 기반 음성 봇을 이용했다.

　기업 역시 직원의 현장 업무를 줄이고 '사회적 거리두기'를 실천하기 위해 로봇을 도입하는 경우가 늘었다. 예를 들어 직접 식당에 방문하기보다 배달 서비스를 선호하는 소비자가 늘면서, 맥도날드는 로봇이 햄버거를 만드는 건 물론 '드라이브스루drive-through' 운전자의 음성을 인식해 주문을 받고 서빙까지 하는 로봇을 개발할 예정이라고 발표했다.

사람을 닮은 휴머노이드 로봇

하지만 그 어떤 로봇보다 사람들의 이목을 끄는 지능형 로봇은 두 팔과 두 다리를 가진, 우리 인간의 모습을 닮은 휴머노이드 로봇일 것이다.

2016년에 탄생한 소피아 Sophia 는 요양원에서 노인을 돌보거나 공원에서 방문객을 안내하려는 목적으로 개발되었으며, 로봇으로서는 최초로 사우디아라비아에서 시민권까지 얻었다. 한 프랑스 기업은 2008년 교육과 연구를 도와주는 로봇인 나오 Nao 를 개발

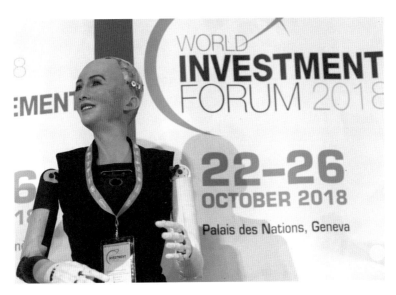

세계 최초로 시민권을 얻은 지능형 로봇 소피아 홍콩을 기반으로 하는 핸슨 로보틱스 사에서 개발한 휴머노이드 로봇 소피아가 2018년 세계 투자 포럼에 나와 환하게 웃고 있다.

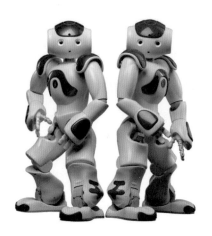

휴머노이드 로봇 나오 본래 2008년 프랑스의 알데바란 로보틱스(Aldebaran Robotics) 사에서 개발한 로봇으로, 학생들의 학습을 돕는 보조교사 역할을 할 것으로 기대된다.

했고 일본에서는 섹스 로봇이 상용화되었다.[*] 휴머노이드 로봇이 벌써 새로운 시민, 연구자, 성적 동반자 역할까지 해내고 있다.

본래 휴머노이드는 19세기 서구 제국주의 국가들이 식민지 원주민을 부를 때 사용한 말이었고 20세기에는 인간 모양의 화석을 뜻하기도 했다. 그런 유래를 지닌 휴머노이드라는 단어가 이제 인간형 로봇을 지칭한다는 사실은 꽤 의미심장하다.

- 섹스 로봇은 2009년 라스베이거스 엔터테인먼트 엑스포에도 선보였고, 스티븐 스필버그의 영화 〈A.I.〉 등에도 등장했다: 한재권, 「로봇정신」, 『월간로봇』, 2015, 167-168쪽.

산업용 로봇의 현재와 미래

우리나라의 제조업은 세계 최고 수준의 로봇 활용도를 자랑해 왔다. 산업용 로봇의 밀도가 노동자 1만 명당 710대 수준으로, 미국은 물론 일본과 독일보다 두 배 이상 높다.

실제로 산업용 로봇은 우리나라 기업의 생산성을 높이고 국가 경제 발전에 크게 이바지한 주역이다. 일부러 프랑스에서 한국까지 로봇 법 제도를 공부하러 오는 학생이 있을 정도로 우리나라의

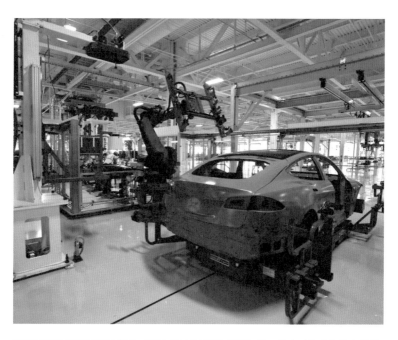

자동차 공장의 산업용 로봇 로봇은 제조업에서 필수적인 역할을 하고 있다. 오늘날의 공장에서는 로봇을 발견하지 않기가 더 어려울 정도다.

로봇 활용은 외국에서도 부러움의 대상이었다.[*]

그런데 점점 상황이 바뀌고 있다. 현재 전 세계 산업용 로봇 대부분이 중국, 일본, 한국, 미국, 독일 5개 국가에 몰려 있다. 그중 절반은 중국에 있으며 심지어 그 수가 매년 30퍼센트 이상 폭발적으로 증가하는 중이다. 반면 우리나라 산업용 로봇의 증가율은 2017년부터 감소하기 시작했다. 산업용 로봇의 도움으로 눈부신 경제 성장을 이루었던 한국에서 로봇 증가율 둔화는 인구 감소 이상으로 심각한 문제다. 어쩌면 우리나라 제조업의 성장 엔진이 식어간다는 것을 말해주는 지표일 수도 있기 때문이다. 일본의 잃어버린 20년이 우리나라에도 다가오고 있다는 징조처럼 느껴지기도 한다. 로봇은 우리 사회에 경종을 울리고 있다. 우리나라 경제 정책과 법 제도에 뭔가 문제가 있다는 것을.

국방을 책임지는 로봇

1495년 르네상스 시대의 화가 겸 과학자 레오나르도 다 빈치는 연구 노트에 얼굴과 손발을 움직일 수 있고 갑옷으로 무장한 기사

---

[*] 필자는 Regulating Robotics and AI: an unprecedented challenge for humanity라는 제목으로 학위논문을 작성한 프랑스 학생을 지도하기도 했다. 이 학생은 2017년 북한의 핵무기 개발로 한반도에서의 전쟁 위험이 커지면서 부모의 권고에 따라 영구 귀국했다.

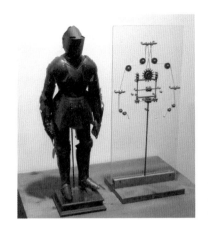

기사 로봇의 외부와 내부 모습 레오나르도 다 빈 치가 구상한 도안을 바탕으로 현대에 만들어 졌다.

로봇의 상세 도안을 그렸다. 도시국가끼리 전쟁이 잦았던 이탈리 아에서는 국가마다 자유와 재산을 지키기 위해서 강한 군사력이 필요했다는 점이 다 빈치가 기사 로봇을 고안하게 된 원동력이었 을 것이다.

다 빈치의 로봇은 현실에서 쓰이지 못했지만, 오늘날에는 로봇 이 국방을 위해 점점 더 필수가 되어 가고 있다. 실제로 군사용 로 봇은 지뢰를 제거하는 간단한 임무는 물론, 미국의 군사용 드론 drone이 이란 사령관을 사살한 것처럼 이미 핵에 버금가는 전략 무기로까지 진화했다.

핵무기 개발 및 보유가 금지되어 있고 출산율의 저하로 이제는 징병제에만 의존하기 어렵게 된 우리나라의 경우, 군사용 로봇의 개발과 그 로봇을 다룰 수 있는 보다 전문화된 직업 군인 교육이 반드시 추진해야 할 국가 과제다.

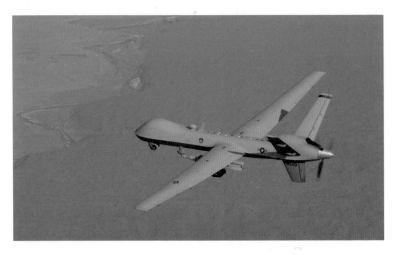

미국의 전투용 드론 MQ-9 리퍼 무인항공기는 지상에서 사전 프로그램된 경로에 따라 자동 또는 반자동으로 비행하는 새로운 국방 로봇으로, 미래전의 중추가 될 것이다.

　우리 사회는 성차별 해소를 위해 '성 인지 감수성'을 요청하곤 한다. 마찬가지로 이제는 '로봇 인지 감수성'이 필요하다. 성 인지 감수성을 갖고 성차별 문제를 바라볼 때 비로소 성 평등 시대가 열리고 그 시대에 적응할 수 있는 것처럼, '로봇 인지 감수성'을 갖고 로봇의 관점에서 사회를 바라보아야 4차 산업혁명에 성공하고 로봇 시대에 적응할 수 있다. 21세기 중반에는 나라의 운명을 결정할 대분기가 찾아온다. 대한민국의 재도약이 지능형 로봇의 개발과 활용에 좌우되는 만큼, '로봇 인지 감수성'을 갖추고 정책과 제도를 고민하는 태도가 절실하다.

　로봇이 사람처럼 두 팔과 두 다리를 자유자재로 움직이는 것은 시간문제에 불과하다. 수년 내에 사람보다 더 힘이 세고 더 빨리 뛸 수 있는 로봇이 등장할 것이다. 만약 로봇이 과거의 노예처럼 쉽게 부릴 수 있는 존재라거나, 로봇이 일으킨 사고 또한 일반적인 기계의 오작동과 마찬가지라면 우려할 일은 별로 없다. 하지만 대부분이 물리적인 힘뿐만 아니라 지적인 능력도 우리보다 더 뛰어난 지능형 로봇이기 때문에 문제는 훨씬 심각해진다. 외부 환경을 인식하고 스스로 상황을 판단하여 자율적으로 동작하는 인공지능, 그리고 모든 지능형 로봇이 우리가 진정 고민해야 할 대상이다.

2008년 우리 국회는 그 고민을 담아 「지능형 로봇 개발 및 보급 촉진법」을 제정했다. 본래 이 법의 적용 대상은 로봇 기계, 즉 하드웨어에만 한정되었지만, 최근 로봇에 대한 우리 사회의 이해가 깊어지자 소프트웨어까지 포함하도록 개정되었다.•

우리의 미래, 1인 1로봇

아리스토텔레스가 로봇을 꿈꾼 이래, 인류는 처음으로 인간의 지능을 갖춘 로봇과 함께 살 예정이다. 집 안에는 가사 로봇이,

• 지능형 로봇 개발 및 보급 촉진법 [법률 제15645호, 2018. 6. 12., 일부개정] 제2조 제1호 '지능형 로봇'의 개념 정의.

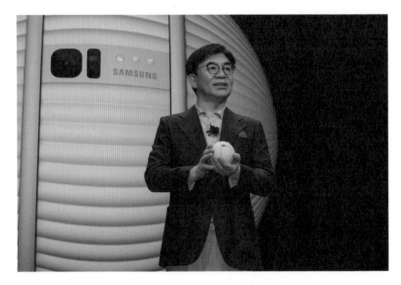

인공지능 로봇 볼리 2020년 미국 소비자 가전 전시회 CES에서 삼성전자의 김현석 대표가 지능형 동반자 로봇 볼리를 소개하고 있다. 볼리는 인식한 주인을 따라다니며 명령을 수행하는 인공지능 로봇이다.

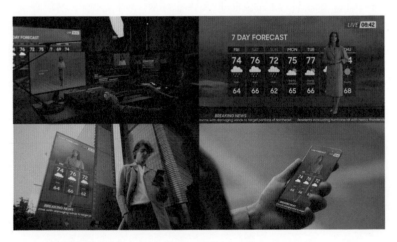

인공 인간 네온이 전하는 가상 기상 예보 삼성이 미국 소비자 가전 전시회 CES에서 처음 선보인 인공 인간 네온은 인공지능 기계 학습과 그래픽 기술을 바탕으로 생성된 가상 존재다. 네온은 인간처럼 행동하며 기억과 학습을 할 수 있다.

집 밖에서는 배송 로봇과 순찰 로봇이 조용히 돌아다니고, 도우미 로봇이 노인과 환자를 돌봐주며 휴머노이드 로봇이 우리의 친구나 연인 역할을 할 시대가 눈앞에 다가왔다. 멀리 가지 않아도 2019년, 네이버는 2020년 현재 분당에 짓고 있는 제2사옥을 로봇 친화적인 빌딩으로 만든다는 계획을 발표해 세간을 떠들썩하게 했다. 어떻게 완성되든 우리가 곧 로봇과 같은 공간에 살게 되리라는 점은 자명하다. 지난 30여 년간 가정마다 자동차, 컴퓨터, 휴대전화 등이 자리 잡으며 사회에 커다란 변화를 가져온 것처럼, 앞으로 10년 내 1가정 1로봇, 아니 1인 1로봇이 실현되어 사회가 송두리째 바뀔 것이다.

바로 지금 로봇의 문제를 고민하며 정책과 제도를 검토해야 한다. 우리나라는 로봇을 개발할 수 있는 과학 기술 역량이 충분하고, 로봇 개발에 관한 경제적 필요와 정치적 지지가 있다. 선사시대부터 정보화시대에 이르기까지 인류가 이룩한 눈부신 기술 혁신의 역사를 돌아보면 결국 사회가 어떤 제도와 정책을 택하는지에 따라 혁신의 방향과 속도가 결정되었다. 역사의 가르침에 비추어 볼 때, 이제 혁신을 위한 법 제도와 정책이 무엇인지 해답을 찾아 모두가 지혜를 모아야 한다.

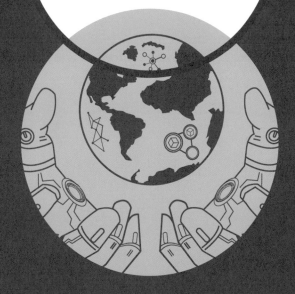

Q2

로봇의 학습은
인간과 왜 다를까

인공지능이 작동하는 방식

4년 전인 2016년, 인공지능 알파고AlphaGo는 이세돌 9단과의 바둑 대결에서 4대 1의 대승을 거뒀다. 바둑처럼 복잡한 게임에서 인공지능이 최고의 실력을 갖춘 인간을 물리쳤다는 사실은 우리나라뿐 아니라 전 세계에 엄청난 충격을 안겼다. 이 세기의 대결은 많은 이들이 인공지능에 본격적인 관심을 가지는 계기기도 했다.

알파고와 이세돌 9단의 대결에서 이세돌 9단 앞에 앉은 사람은 아자황Aja Huang 아마 6단이었다. 하지만 아자황은 알파고의 지시

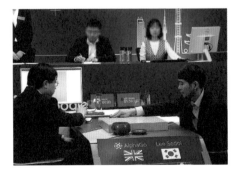

알파고와 대국 중인 이세돌 이세돌 9단과 바둑판을 사이에 두고 앉아 있는 아자황 아마 6단은 알파고가 지시하는 대로 바둑돌을 놓은 '인간 로봇'일 뿐이었다. 실제 알파고는 미국에 서버를 둔 최고 사양의 컴퓨터를 기반으로 한다.

를 받아 바둑돌을 놨을 뿐 이세돌의 진짜 상대는 미국 구글 사에 있는 최고 사양의 서버 300대였다. 서버 한 대당 인텔Intel의 중앙 처리장치CPU가 네 개씩 들어 있으므로 결국 1,200여 개의 두뇌가 함께 이세돌을 상대한 셈이다.

그런데 컴퓨터 두뇌의 탁월한 연산 처리 능력만이 승리의 결정 적 요인은 아니었다. 그보다는 인류가 쌓아온 3,000만 건의 바둑 기보를 학습하고 응용하는 능력이 더 중요한 역할을 했다. 아무리 알파고가 우수한 두뇌를 갖고 있다 하더라도, 스스로 학습하는 능 력이 없었다면 그저 비싼 고철 덩어리에 불과했을 것이다.

오늘날 인공지능은 마치 인간처럼 책을 읽고, 그림을 보고, 음 악을 듣기도 한다. 방대한 데이터를 학습해 일정한 패턴과 모델을 찾고 그에 따라 알고리즘을 만들어 지능적인 활동을 수행한다. 인 공지능이 데이터를 소화하는 기술은 현재 가장 활발히 발전하는 분야인데, 최근에는 주로 기계 학습Machine Learning중에서도 딥 러 닝Deep Learning 방식을 쓴다. 초기에는 사람이 먼저 인공지능의 학 습 방식을 설계한 후 표본이 되는 학습 데이터를 제공해 인공지능 의 정확도를 높이는 방식으로 기계 학습이 이루어졌다. 여기에서 더 나아가 컴퓨터가 가공을 거치지 않은 빅 데이터로부터 스스로 모델을 만들고 정확도를 높여 가는 방식이 딥 러닝이다. 그런데 결국 데이터 학습 방식이 어떤 식이든 충분한 데이터를 확보하는 일이 인공지능을 발전시키고 로봇을 만들어내는 출발점이자 가장 중요한 관건이라고 할 수 있다.

어떻게 알파고를 만들었을까

알파고를 개발한 구글은 10여 년 전부터 하버드, 스탠퍼드, 옥스퍼드 대학 도서관이 소장한 도서를 모두 스캔해 디지털화하는 구텐베르크 사업Gutenberg project을 진행했다. 2005년부터 소송에 휘말려 예상보다는 더뎌졌지만, 현재 2,500만 권 이상의 장서가 디지털화되어 구글의 서버에 고스란히 저장되어 있다. 인류가 생

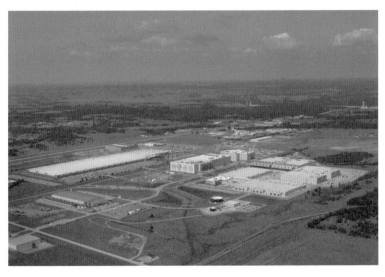

미국 오클라호마주에 있는 구글의 데이터 센터 구글은 전 세계 각국에 데이터 센터를 설립하여 많은 양의 데이터를 관리한다.

산해 낸 지식과 정보 중 상당량이 구글의 손에 들어간 것이다.

구글이 엄청난 돈을 들여 도서를 디지털화하는 이유는 물론 일차적으로는 이용자를 위한 디지털 도서관 서비스를 구축하기 위해서이다. 하지만 그렇게 디지털화된 도서는 동시에 구글의 인공지능을 학습시키기 위한 데이터로도 활용되고 있다.

실제 도서관이 교수와 학생이 이용하기 좋은 공간이라면, 구글의 디지털 도서관은 사람보다 인공지능이 더 잘 활용할 수 있는 곳이다. 사람은 디지털 도서관에 소장된 책을 다 읽을 수도 없고, 또 그 책만 읽으면서 살 수도 없지만, 인공지능은 전원이 공급되는 한 계속 책을 읽어나갈 수 있다. 속도와 양의 제한을 거의 받지 않고 말이다. 사업의 명칭은 600년 전 인쇄술을 발전시켜 수많은 사람이 책을 읽을 수 있게 한 구텐베르크Johannes Gutenberg의 이름에서 땄지만, 아이러니하게도 구글의 구텐베르크 사업은 사람이 아닌 로봇과 인공지능을 위한 사업에 더 가까워진 셈이다.

구글이라는 기업은 이미 전 세계 사람들이 검색창에 입력한 정보, 지도 이용 정보와 함께 사람들의 위치 및 이동 경로, 이메일 내용과 유튜브 시청 기록 등 독보적으로 많은 사용자 데이터를 보유한 기업이기도 하다. 그 모든 데이터를 학습에 활용할 수 있는 구글의 인공지능이 다른 경쟁사에서 개발하는 인공지능보다 뛰어날 가능성이 높다는 사실은 그리 어렵지 않게 예상할 수 있다.

로봇의 읽기를 위하여

인공지능이 책을 읽는 방식은 사람과 다르다. 물론 인공지능 역시 능숙하게 읽기 위해 상당한 훈련이 필요하다. 예를 들어 손으로 쓴 필기체 숫자를 인식하는 인공지능의 경우 숫자 하나당 필기 표본을 6,000건 정도 학습해야 한다. 음성, 얼굴, 차량 이동을 감지하는 인공지능도 마찬가지다. 수천 건에서 수만 건의 데이터를 학습해야만 사물을 정확히 파악할 수 있다.

그런데 그 학습 데이터를 만들어내는 일은 보통 사람이 직접 해야 한다. 예를 들어 필기체 숫자라면 사람이 일일이 스캔된 손글씨

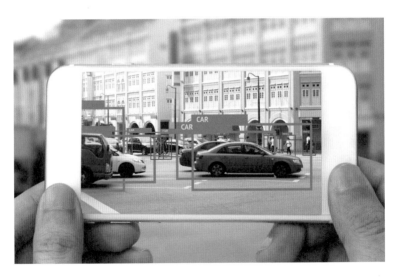

차량의 이동을 인식한 인공지능 초기에 사람이 학습 데이터를 만들어 주어야만 인공지능 카메라가 사물을 식별할 수 있다.

를 보며 1에 해당하는 부분이 1이라고, 2에 해당하는 부분이 2라고 라벨을 달아줘야 학습 가능한 데이터가 된다.

우리 정부가 디지털 뉴딜로 생기리라고 예상한 일자리 역시 대부분 이 데이터 가공 작업에 해당한다. 아마존은 데이터 가공을 위해 전 세계 50만 명의 인력을 활용하고 있으며, 중국의 알리바바에는 데이터 라벨링Data labelling을 담당하는 직원만 20만 명이라고 알려졌다. 당연하지만 인공지능은 학습량이 많으면 많을수록 똑똑해지기 때문에, 데이터 라벨링 인력은 많으면 많을수록 좋다. 실제로 중국이 인공지능 발전에 앞서가는 이유 중 하나는 데이터 가공에 투입할 값싼 노동력이 충분하다는 점이다.

인건비가 높은 선진국 기업은 저임금 지역의 임시직gig workers을 활용하고 있다. 아프리카 초가 오두막에 앉아 인공지능이 학습할 데이터를 만들기 위해 한 번도 본 적 없는 정치인과 배우의 사진에, 들어본 적도 없는 도시 사진에 라벨을 붙이는 철저하게 소외된 노동이 전 세계에서 대규모로 일어나는 중이다.

물론 18세기 식민지 대규모 농장에서 일했던 원주민과 노예의 노동으로부터 20세기 다국적 대기업이 개발도상국에 세운 공장에서의 저임금 단순노동까지, 국제 분업에 따른 노동의 상품화는 계속됐다. 다만 21세기 로봇 시대에는 그 노동이 마우스 클릭과 키보드 타이핑이라는 더 미세한 단위로 쪼개져서 이루어진다는 차이가 있을 뿐이다.

오늘날 구글과 같은 국제적 대기업을 위해 저렴한 노동력을 공급하는 업워크Upwork.com나 프리랜서Freelancer.com 같은 온라인 플랫폼은 현지에 공장을 만들 필요가 없다. 플랫폼을 이용하면 심지어 분 단위로 노동력을 활용할 수도 있다. 고용 시작과 중단이 간단한 이메일을 통해 신속하게 이루어지기 때문에 오늘 저녁에는 필리핀 마닐라의 노동력을, 내일 아침에는 인도 뭄바이의 노동력을 그리고 오후에는 케냐 나이로비의 노동력을 활용하는 일이 가능하다. 이 두 개의 온라인 플랫폼이 활용하는 임시직 노동자는 전 세계적으로 3천8백만 명에 이른다.[3]

일자리를 위협하는 로봇

데이터 라벨링처럼 새로운 일자리가 생겨나는 한편 로봇은 인간에게서 상당한 일자리를 빼앗고 있다. 일부 전문가들은 로봇의 지능이 극단적으로 발전하면 인간이 로봇의 노예로 전락할 것이라는 암울한 전망을 내놓기도 한다. 적어도 인간의 노동에 대한 수요가 줄어드는 만큼 임금은 낮아질 수밖에 없다. 2017년 한 학자는 로봇 하나가 5.6명의 일자리를 대체할 수 있으며, 인구 1천 명당 로봇이 하나씩 추가될 때마다 전체 임금이 0.25에서 0.5퍼센트 하락한다는 계산을 내놓기도 했다.[4]

이미 로봇과 인공지능 때문에 상당한 유통사와 숙박업체가 도산했으며 수많은 일자리가 사라졌다. 30년 전 미국의 포드사를 비롯한 3대 자동차 회사는 시가 총액이 약 40조 원(360억 달러)이었는데 노동자 120만 명을 고용했다. 오늘날 실리콘밸리의 애플, 구글, 페이스북의 시가 총액은 그 60배가 넘는 약 2,500조 원(2조 3천억 달러)에 달하지만 불과 19만 명만 고용하고 있을 뿐이다.[5] 전 세계 패스트푸드 문화를 주도하는 맥도날드는 최저 시급이 15달러가 넘는 순간 매장의 전 직원을 로봇으로 교체할 예정이라고 한다. 이 계획이 현실이 된다면 로봇에게 노조 회비를 청구하지 않는 한 현재의 노동조합은 사라질 운명에 처해 있다.

기술 발전으로 기존 직업이 사라지는 현상은 불가피한 일이다. 18세기 영국에서는 증기기관의 발전으로 인해 전통적인 수공업이 기계 공업으로 바뀌자 수많은 실직자가 발생했다. 한동안 분노한 수공업자들을 중심으로 러다이트 운동이 벌어지기도 했다. 그러나 소요가 증기기관의 도입을 없던 일로 만들 수는 없었다. 영국은 결국 산업혁명을 이루었고 결과적으로는 공장이 늘어나 새로운 일자리도 많이 생겨났다.

20세기 미국에서도 비슷한 일이 벌어졌다. 기업들이 저임금 노동력이 풍부한 중국으로 생산 공장을 옮기자 단순 작업에 종사하던 수많은 미국인이 실직의 고통을 겪었다. 그러나 21세기에 들어와 미국은 로봇을 활용한 자동화 시설을 발전시켰고 섬유 산업

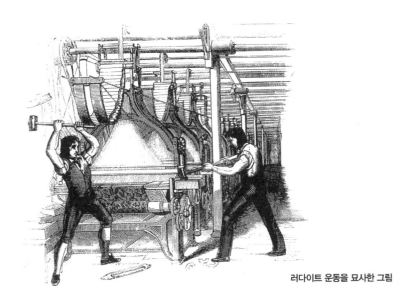

러다이트 운동을 묘사한 그림

을 포함한 미국 제조업은 재탄생에 성공했다.[6]

현재 선진국의 산업은 사람과 로봇이 공존하는 구조로 재편되고 있다. 로봇과 인공지능을 적극적으로 활용하는 미국의 경우 높은 고용률을 기록하며 상당한 경제 발전을 이루었다. 물류 창고에 로봇을 도입한 아마존은 전통적인 공룡 유통사 월마트Walmart의 시가 총액을 넘어섰고, 방을 빌리려는 이와 빌려주려는 이를 연결하는 인공지능이 중심인 숙박 공유 서비스 에어비앤비Airbnb는 호텔 메리어트의 기업 가치를 넘어섰다.

문제는 로봇 시대에 새롭게 생긴 일자리 대부분이 데이터 라벨링처럼 플랫폼을 기반으로 하는 임시직이라는 사실이다. 그 소득 역시 최저생계비에 가까운 수준인 경우가 많다.

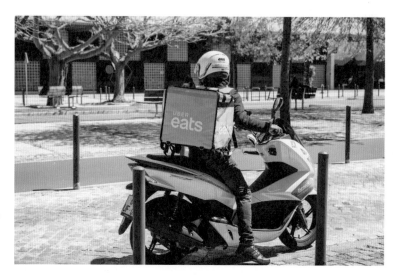

우버이츠의 배달원 승차 공유 서비스 우버에서 내놓은 음식 배달 서비스 우버이츠에서도 우버에서와 마찬가지로 플랫폼 노동이 이루어진다.

　로봇 시대의 사회와 경제가 어떻게 변할지는 학자마다 의견이 분분하다. 낙관론자들은 로봇의 활용이 생산비를 낮추어 상품과 서비스의 가격이 전반적으로 내려가게 되기 때문에, 설령 로봇으로 인해 소득이 줄더라도 실제 삶의 질을 유지하는 데에는 별다른 악영향이 없을 것이라고 전망한다. 반면 비관적인 경제학자들은 물가 하락으로 인한 디플레이션을 두려워한다. 물가가 낮아진다고 생각한 소비자들이 가격이 더 내려가기를 기대하면서 소비를 늦추고, 소비가 늦춰지면서 생산도 위축되는 악순환에 빠질 수 있다는 것이다.

인공지능의 시대, 피할 수 없다면

～～～～～

아무리 학자들이 임금 하락과 실업 증가를 걱정하더라도 결국 일어날 일은 일어나고야 만다. 과학자들은 계속 로봇을 연구하고 기업들은 더욱 많은 로봇을 도입할 것이다. 인공지능을 탑재한 로봇은 인간보다 효율이 높을 뿐만 아니라 능력까지 뛰어나다. 인간이 만들기는 했어도 인류가 쌓은 방대한 데이터를 빠르게 수집하여 학습하는 인공지능이 인간을 넘어 금세 신처럼 느껴지는 경지에 오르는 것은 어쩌면 당연한 일일지도 모른다.

아이비엠IBM의 슈퍼컴퓨터 딥 블루Deep blue는 체스 챔피언 카스파로프Garry Kasparov를 이기고 체스의 신이 되었고, 구글의 알파고는 이세돌을 이기고 바둑의 신이 되었다. 환자를 돌보기 바쁜 의사들은 쏟아져 나오는 의학 논문을 모두 읽어보기 어렵지만, 인공지능 왓슨Watson은 수십만 건의 논문과 수백만 명의 환자 기록을 읽고 인간보다 더 정확하게 암을 진단해낸다. 미국 금융가 월스트리트Wall Street에서 일하는 트레이더trader 로봇은 인간 애널리스트보다 우수한 성과를 내면서 이미 거래량의 70퍼센트 이상을 담당하고 있다. 변화의 바람이 부는 건 법조계도 마찬가지다. 예전에 미국 변호사들이 인도의 로펌에 일을 맡기고 퇴근하면 그들이 자는 사이 인도 변호사들이 단순 작업을 처리해놓곤 했다. 하지만 이제는 그럴 필요가 없다. 로봇이 더 저렴하고 신속하게

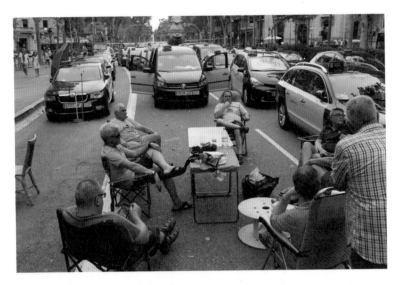

인공지능 택시의 등장에 항의하는 택시 기사들 2018년 스페인 바르셀로나의 택시 기사들이 우버가 들어오는 것을 반대하며 도로를 점거하고 있다.

디지털 증거 조사와 같은 단순 작업을 처리해주기 때문이다. 인간인 우리는 베토벤의 10번 교향곡이 어떤 음악일지 궁금해할 뿐이지만, 로봇 베토벤 선생은 남은 작품을 분석해 천재 작곡가의 마음을 읽고 10번 교향곡을 완성할 수 있다. 전철역 입구에서 서성이는 택시 기사는 기약 없이 손님을 기다리지만, 우버Uber에서 일하는 로봇 선생은 손님들이 어느 골목에서 자신을 기다리고 있는지 다 알고 있다.

이 모든 변화는 남의 나라 일이 아니다. 조만간 우리 곁에도 햄버거나 커피를 만드는 단순한 로봇을 넘어, 책을 읽고 그림을 그리고 병원에서 암을 치료하고 주식시장에서 더 많은 돈을 벌고 인간보다 더 기발한 발명을 하는 신과 같은 로봇이 넘쳐날 것이다. 그리고 그 흐름은 점점 거세질 뿐 결코 막아서거나 돌이킬 수 없다.

인공지능의 신화

인류 역사를 돌아보면, 문자를 통해 지식과 정보를 학습하기 시작했던 이들이 찬란한 문명을 이룩했다는 사실을 알 수 있다. 최초의 문명, 수메르의 신화에서는 이런 이야기가 나온다. 스스로 일하기 힘들었던 신들은 어느 날 진흙에 피를 섞어 대신 일할 존재를 만들라고 지시한다. 서기관은 그 말을 듣고 진흙으로 된 넓적한 판에 신화를 기록한 후 바람이 잘 통하는 곳에 올려놓고 허리를 편다. 그러자 창밖에 수로를 파고 댐을 쌓는 '인간'이 있었다. 문자의 사용과 지식의 학습이 문명을 탄생시켰다는 사실을 암시하는 인간 기원에 대한 설명이다. 수메르의 신이 노동을 대신할 인간을 만들었듯, 어쩌면 인간은 우리의 노동을 대신할 로봇을 만들며 21세기의 수메르 신화를 쓰고 있는지도 모른다.

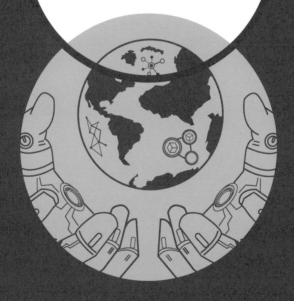

Q3

데이터 학습의
가장 큰 장애물은 무엇일까

피할 수 없는 로봇의 법 위반

흔히 데이터를 '21세기의 석유'라 일컫는다. 석유는 20세기에 절대적인 가치를 지닌 자원이었다. 20세기 후반 석유 파동이 일어났을 때 석유를 확보하기 위해 여러 나라가 전쟁을 불사했을 정도였다. 21세기에는 데이터가 그 자리를 차지하고 있다. 그리고 데이터를 둘러싼 전쟁은 이미 시작되었다.

회색 지대를 둘러싸고

로봇이 사람만큼 혹은 그보다 더 정확한 판단을 할 수 있을 만큼 발전하려면 먼저 데이터가 많이 필요하다. 개와 고양이를 구별하는 것처럼 아주 단순한 수준의 지능을 갖추는 데에도 무수히 많은 개와 고양이의 표본 이미지가 필요하다. 만약 데이터가 충분한 경우라면 문제가 없다. 하지만 그렇지 않으면 마치 청소년에게 책을 주면서 독서를 권장하듯 로봇에게도 질 좋은 데이터를 충분히 제공하면서 학습에 적절한 환경을 만들어줘야 한다.

요즘은 많은 기업이 로봇의 학습을 위해 또 다른 로봇에게 데이터를 수집해 오도록 한다. 그 로봇을 크롤러 또는 스파이더spider라고 한다. 수많은 크롤러와 스파이더 로봇은 인터넷 공간을 쉬지 않고 돌아다니며 데이터를 수집해 온다. 그러나 자신이 수집한 데이터가 개인정보인지 저작물인지까지는 개의치 않는다. 애초 인터넷상에 존재하는 정보 중 상당수는 현재의 개인정보보호법, 저작권법, 부정경쟁방지법 등으로 보호되는지 여부를 판가름하기 어렵다. 즉 지금 엄청난 분량의 데이터가 법적 권리가 애매한 회색 지대에 있다. 데이터의 가치가 커지면 커질수록 분쟁이 많아지는 이유가 여기에 있다. 이 회색 지대가 줄지 않으면 로봇은 활동하기 어렵고 인공지능은 발전하기 어렵다.

구글이나 아마존같이 이미 막대한 데이터를 보유하고 있는 기업들은 새롭게 부상하는 경쟁사로부터 자신의 데이터를 지켜야 하는 처지에 있다. 직접 디지털화한 데이터는 당연히 영업 비밀로 철저히 관리한다. 이용자에게서 나온 데이터는 조금 더 까다롭다. 보통 그런 데이터는 개인정보나 저작물에 해당하기 때문에 원칙적으로 이용자의 동의를 받지 않는 한 다른 용도로 쓸 수 없다.

그러나 이용자가 서비스를 받기 위해 정보 제공 약관에 동의하는 순간 이용자의 데이터는 기업이 독점 활용할 수 있는 자산으로 간주된다. 본래 이용자들이 사적으로 주고받은 이메일은 이용자들의 저작물이고, 클라우드에 저장한 사진도 이용자의 저작물이고, 플랫폼에 올린 영상도 이용자의 저작물이다. 그러나 이용자가 자신의 저작물을 이용해도 좋다는 약관에 동의했다면, 그 범위 내에서 기업들은 새로운 서비스 개발에 개인의 저작물을 활용할 수 있다. 동시에 그러한 기업은 다른 경쟁사에서 이용자의 데이터를 활용할 수 없도록 조치하기 마련이다.

예컨대 사이트에 로봇의 접근을 금지하는 약관을 게시하거나 'robots.txt' 파일을 서버에 두어 로봇 배제 표준robot exclusion standard을 채택하는 방법 등이 있다. 그러나 이 방법으로 데이터

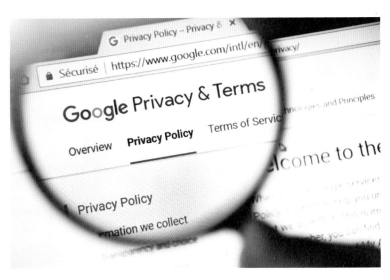

구글의 개인정보 보호 약관 기업은 데이터 보호를 위해 로봇의 접근을 제한하는 약관을 명시할 수 있다. 하지만 이 방법이 데이터 분쟁을 완전히 예방하지는 못한다.

수집 로봇의 출입을 막지는 못한다. 따라서 로봇이 이를 무시하고 사이트에서 데이터를 수집했거나 회색 지대의 데이터를 수집했는데 문제가 생긴 경우 결국 법원에서 데이터의 권리가 누구에게 있는지 그리고 데이터를 수집한 것이 권리의 침해에 해당하는지 판단해야 한다. 이러한 분쟁이 많아지고 있기에 결국 입법이 뒤따라야 할 것이다.

공정이용 여부가 왜 중요한가?

사람은 인터넷에 게재된 글을 읽거나 그림과 음악을 감상할 때 저작권자의 허락을 받을 필요가 없다. 물론 허락 없이 그 저작물을 복제하고 판매하는 일은 저작권 침해에 해당하지만, 단지 글을 읽고 그림과 음악을 감상하는 행위는 보통 저작권자로서 감사해야 할 일이다.

그런데 사람과 달리 인공지능은 인터넷상의 책이나 그림 또는 음악을 학습하려면 데이터를 복사해서 서버에 저장해야 한다. 인공지능의 학습은 언제나 디지털 복제를 수반한다는 뜻이다. 이 복제 과정 때문에 로봇이 인터넷상의 데이터를 학습할 때마다 저작권법이 문제시된다.

사람이 저작물을 학습하는 행위와 달리 인공지능의 데이터 학습은 법 위반의 지뢰밭을 통과하는 위험하고 아슬아슬한 모험이다. 상식과 달라서 당황스러울 수 있겠지만, 현행법상으로 인공지능의 저작물 학습은 저작권자의 허락을 받거나 공정이용fair use에 해당하지 않으면 저작권 침해 행위다. 그런데 인터넷에 공개된 콘텐츠를 수집할 때 현실적으로 일일이 저작권자의 허락을 받기 어려우므로, 현재 법적으로 가장 중요한 논쟁거리는 결국 데이터의 수집과 이용이 공정이용에 해당하는지 여부이다.

저작권법상 공정이용은 저작물의 이용이 저작권자의 이익을 심각하게 해치지 않으면서 공공의 이익public interest에 이바지하는

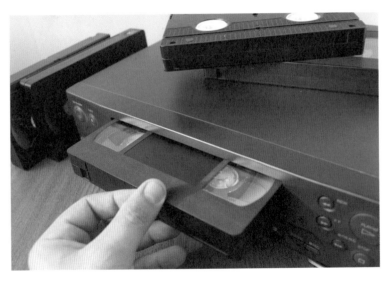

공정이용에 해당하는 녹음과 녹화 TV에서 나오는 영화를 녹화해놓고 시청하는 사적 복제는 공정이용에 해당하므로 적법하다. 그러나 사적 복제도 다수에 의해 반복되면 저작권 침해로 간주될 수 있다.

경우 저작권자의 허락 없이 저작물을 이용하도록 허용하는 예외 조항이다. 개인이 라디오 음악을 녹음해놓고 듣거나 TV에서 나오는 영화를 녹화해놓고 시청하는 사적 복제private copying가 대표적인 공정이용에 해당한다. 책이나 논문에서 다른 작품 일부를 인용하는 것도 공정이용으로 허용되는 유형에 속한다.

그러나 사실 공정이용 여부를 판별하는 기준은 명확하지 않아 다툼이 생기기 쉽다. 공정이용으로 허용되는 것처럼 보이지만 법적으로는 저작권 침해로 판단되는 경우도 많다. 예를 들어 사적 복제나 출처를 밝힌 인용은 원칙상 공정이용에 해당하지만, 다수에 의해 반복적으로 행해진 사적복제나 표절에 이를 정도로 많은 분량의 인용은 저작권 침해 논란을 낳는다.

로봇의 공정이용은 어떻게 판단하는가

우리나라에서도 로봇의 데이터 수집과 이용이 공정이용으로 판결된 구체적인 사례가 있다.

인터넷 이용자들은 포털 사이트에서 이미지를 검색하면 그 결과로 다수의 섬네일thumbnail 이미지를 보게 된다. 포털 사이트를 운영하는 업체가 크롤러나 스파이더 로봇을 동원해 인터넷상의 이미지를 수집한 뒤 섬네일 이미지로 만들어 서버에 저장해놓고 이용자에게 제공하기 때문이다. 그런데 저작권자의 허락 없이 수집한 이미지를 섬네일 이미지로 제공하는 게 저작권 침해라며 이미지 저작권자가 포털 사이트를 상대로 소송을 제기한 적이 있었다. 이 소송에서 우리 법원은 섬네일 이미지 제공이 공정이용에 해당한다고 판결했다. 섬네일 이미지가 원 이미지를 손톱 크기로 축소한 것이고 저해상도에 불과해 저작권자의 이익을 심각하게 침해하지 않는다는 점, 포털 사이트가 검색 결과로 제공하는 섬네일 이미지가 정보 검색의 효율성과 편의성이라는 공공의 이익에 이바지한다는 점, 그리고 검색 결과로 제공된 섬네일 이미지를 클릭하면 원본 이미지가 게시된 사이트로 이동할 수 있어 섬네일 이

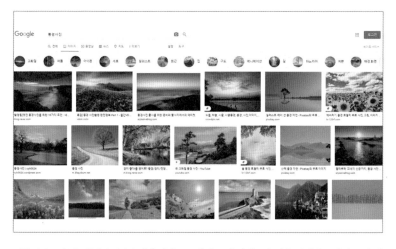

검색 결과로 나오는 섬네일 이미지 검색 서비스로 원래 그림 파일보다 작은 이미지를 미리 보며 원하는 이미지를 쉽게 찾을 수 있다. 우리 법원은 정보 검색의 효율성과 편의성이라는 섬네일 이미지 제공의 공익성을 인정하였다.

미지가 결국 원본 이미지의 판매를 도와준다는 점을 종합적으로 고려해, 원본 이미지의 수집과 섬네일 이미지 제공이 적법하다고 판시했다.

이 사례에서 보듯 로봇의 데이터 수집 및 이용은 현행법상 저작권자의 이익을 심각하게 침해하지 않으면서 공익에 이바지한다면 공정이용으로 판단할 수 있다. 다만 아무리 공익적이라도 로봇이 수집한 데이터를 이용할 때 본래 데이터와 다른 목적으로 이용하는 변형적 이용transformative use에 해당하는지가 또 다른 변수이다. 예를 들어 인간은 보통 심미적 가치를 즐기기 위해 이미지를 이용하는 반면, 로봇은 검색이나 개체 인식과 같은 새로운 용도로 이용한다. 즉 로봇의 저작물 수집 및 분석은 그 목적과 이용 방식이 인간과 다를 수밖에 없다. 특히 인공지능의 학습은 데이터의 수집, 투입, 분석, 훈련, 산출 등 여러 단계에 걸쳐 이루어지는데, 단계마다 전문화된 기업들이 관여해 작업을 분담하기 마련이다. 그런 경우 각 단계별로 공정이용에 해당하는지 아닌지 판단에 차이가 생길 수 있다.

데이터를 수집하고 분석해서 훈련을 받는 단계까지는 인공지능이 인간과 전혀 다른 목적으로 데이터를 이용하는 것이라서 공정이용에 해당한다고 볼 여지가 많다. 반면에 인공지능이 데이터를 학습한 후 뉴스 기사를 작성하거나 그림을 그리는 산출 단계에 이르면, 이용하는 데이터의 분량과 목적에 따라서 공정이용에 해당할 여지는 줄어들고 저작권 침해로 볼 여지는 더 많아진다.

이처럼 로봇이 인터넷상에서 데이터를 이용할 때 저작권자의 이익이 얼마나 침해되는지 그리고 사회의 편익이라는 공익에 얼마나 이바지하는지 판단하는 것은 복잡하고 쉽지 않다. 현행법만으로 인터넷 데이터의 공정이용에 관한 판단이 불확실하고 예측하기 어려운 이유가 바로 여기에 있다.

게다가 데이터가 저작물이 아닐 때에도 로봇의 데이터 이용이 부정경쟁방지법 또는 콘텐츠산업진흥법을 위반하는지 여부를 따져야 하는 경우가 발생한다. 예컨대 취업 정보나 부동산 정보는 그 자체로 저작물이라고 볼 수 없기에 저작권법의 적용을 받지 않는다. 그런 정보를 수집하고 관리하는 기업들은 로봇을 활용해 무단으로 정보를 복제, 제공하는 경쟁 업체에 대해 부정경쟁방지법 또는 콘텐츠산업진흥법을 근거로 책임을 추궁하기도 한다.

문제는 인공지능 기술이 매우 역동적으로 변화하는 탓에 로봇의 활동이 법률을 위반하는지 판단하는 일이 점점 더 불확실하고 예측하기 어려워진다는 점이다. 특히 데이터와 관련한 법 제도는 산업 현실에 대응해서 변해야 하지만 난관이 많다. 그러잖아도 인공지능의 발전으로 기존 산업이 숱하게 없어지는 마당에 쉽게 로봇의 데이터 이용이 부정경쟁방지법 또는 콘텐츠산업진흥법 위반이라고 단정할 수 있을까? 로봇이 법 위반이라는 지뢰밭을 무사히 통과할 수 있도록 도와주는 것은 입법부와 사법부의 몫이다.

데이터 자본주의 시대의 질서는?

4차 산업혁명은 300년 전의 산업혁명과 마찬가지로 새로운 법제도를 필요로 한다. 현행법만으로는 데이터를 자유롭게 이용할 수 있는 범위를 판단하기 어려우며 단순히 현행법을 확장 해석한다고 해결할 수 있는 문제도 아니다. 데이터가 20세기의 석유처럼 전 세계 시장에서 중요한 자산으로 유통되고 있는 소위 '데이터 자본주의' 시대에 꼭 필요한 기본 질서가 무엇인지를 답하는 문제이다. 이제는 저작권법이나 부정경쟁방지법의 단순한 문리 해석을 넘어 데이터 자본주의 시대의 정치·사회·경제를 충분히 반영할 수 있는 새로운 법 제도를 만들어나가야 한다.

우리 앞에는 다양한 길이 있다. 만약 인터넷상의 데이터를 모두 저작물이라고 보아 저작권 보호 범위를 확대한다면 데이터를 생산하기 위한 노력은 증가할 것이다. 부정경쟁방지법에 따라 보호할 수 있는 자산이라고 해석해도 역시 데이터 생산에 더 많은 투자가 일어날 것이다. 그러나 이 경우 생산은 늘어나겠지만 이용은 어려워질 수밖에 없다. 인공지능이 자유롭게 학습할 데이터가 줄어들기 때문이다. 우리 사회의 데이터 생산을 늘리면서 이용이 위축되는 문제를 최소화할 수 있는 적절한 균형점이 어디인지는 아직 풀지 못한 문제로 남아 있다.

인류 문명에서 앞으로 로봇이 가져올 변화와 그 중요성을 생각해보면, 21세기에 만들어가야 할 새로운 데이터 관련법과 정책은 우리가 앞으로 고민해야 할 가장 중요한 화두이다. 이는 17세기 산업혁명 당시 기술 혁신을 촉진했던 특허 제도를 다시금 연상시킨다. 17세기까지만 해도 영국은 농업 생산력이 낮아 프랑스보다 가난했고 과학기술 수준도 낮았다. 그러나 영국이 명예혁명으로 상공인의 자유와 재산권을 보호하고 근대적인 특허 제도를 도입하자 눈부신 기술 혁신이 일어나 산업혁명을 이루었다. 결국 19세기 중엽에는 프랑스의 거의 두 배에 달하는 산업 생산량을 자랑하는 대영 제국으로 거듭났다. 시대에 걸맞은 법 제도가 영국 산업혁명의 핵심 기술인 증기기관을 발전시킨 것처럼 효율적인 데이터 법 제도를 갖출 때 비로소 4차 산업혁명의 엔진인 로봇과 인공지능을 발전시킬 수 있다.

참고로 증기기관의 원천 기술은 프랑스의 드니 파팽Denis Papin이 처음 발명했다. 그러나 당시 프랑스에서는 파팽의 발명이 아무런 보호를 받을 수 없었다. 독일에서는 뱃사공 길드의 폭력적인 저항으로 인해 파팽이 증기기관을 사업화하지 못했다.[7] 결국 파팽의 원천 기술을 개량한 제임스 와트James Watt에 의해 영국에서 산업혁명의 원동

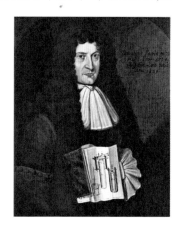

드니 파팽, 1689년

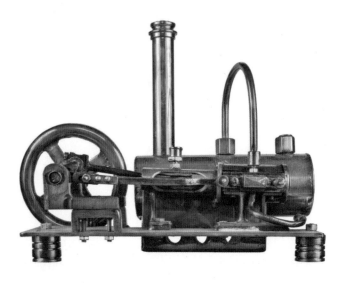

제임스 와트의 금속 증기기관 17세기 영국은 근대적인 특허 제도를 기반으로 산업혁명의 주역이 될 수 있었다. 이 사실은 21세기 데이터 자본주의의 성패도 적절한 제도와 입법에 달려있음을 시사한다.

력이 되었다. 당시 프랑스나 독일과 달리 영국에는 근대적인 특허 제도가 마련되어 있었기에, 와트는 자신이 개량한 증기기관에 대해 특허권을 취득하고 소송을 통해 철저히 배타적인 권리를 행사할 수 있었으며 증기기관을 활용하는 데에 앞장섰다.

4차 산업혁명도 마찬가지일 것이다. 영국이 프랑스나 독일보다 산업혁명에 앞서게 된 중요한 요인이 특허 제도였던 것처럼, 데이터라는 자원을 어떻게 육성하고 보호할지에 관한 해석론과 입법론은 21세기 데이터 자본주의 시대의 성패를 좌우할 것이다.

데이터 식민주의

~~~~~~~

데이터를 둘러싼 전쟁은 저작권자와 이용자, 또는 기업과 기업 사이에서만 발생하지 않는다. 국제 IT 기업의 전 세계적인 침략 전쟁은 겉으로 드러나지는 않지만 엄연히 존재한다.

2015년 페이스북은 아프리카 저개발국가 이용자를 대상으로 '프리 베이직스Free Basics'라는 무료 인터넷 앱을 제공하기 시작했다. 페이스북은 앱을 설치만 하면 무료로 인터넷을 이용할 수 있다고 선전했지만, 사실은 명목상으로만 무료인 꼼수였다. 실제 무료로 볼 수 있는 콘텐츠는 영어로 된 미국 콘텐츠에 한정되었고 자국 콘텐츠를 보려면 요금이 들었다. 이 앱은 인터넷의 망 중립성net neutrality에 정면으로 반한다는 비난을 피할 수 없었을 뿐 아니라 더 근본적인 쟁점을 부각했다. 페이스북이 앱을 설치하는 대가로 저개발국가에서 엄청난 수의 개인정보 데이터를 수집했기 때문이다. 개인정보 데이터는 장기적으로 새로운 상품과 서비스의 구매를 선진국 글로벌 기업에 종속시킨다. 선진국의 막대한 자본을 동원해 저개발국가에서 데이터를 착취한 뒤, 해당 국가의 시장 질서를 파괴하면서 상품과 서비스를 판매해 이윤을 챙기는 새로운 식민주의, 즉 데이터 식민주의Data colonialism를 향한 비난 여론이 국제적으로 들끓었다.

사실 미국 같은 선진국에서는 개인정보 데이터를 활용하기가

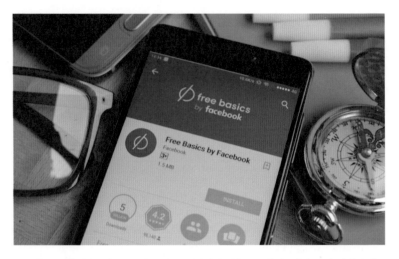

프리 베이직스 앱 페이스북은 각국의 이동통신사업자와 제휴를 통해 아프리카, 남미, 아시아 일부 지역 등 30개국 이상에서 프리베이직스 서비스를 선보이고 있다. 2016년 인도 정부는 프리 베이직스가 망 중립성에 어긋난다며 서비스 제공을 중지하기도 했다.

까다롭다. 무단 활용 시 민형사상 책임을 질 수도 있다. 선진국에 기반을 둔 국제 IT 기업이 저개발국가를 공략하는 이유 중 하나가 바로 저개발국가에서는 대부분 개인정보 보호라는 개념이 없거나 미약하기 때문이다. 그래서 기업들은 이용자의 개인정보를 저개발국가에서 손쉽게 얻고 이를 활용해 이윤을 극대화한다. 증가한 국제 교역과 인터넷의 확산세에 힘입은 국제 IT 기업이 막대한 부를 축적하는 반면 저개발국가의 국민은 그 기업에 개인정보 데이터를 제공하고 서비스를 구매하는 디지털 노예로 전락하는 현상이 심화하고 있다.

특히 피해가 심한 지역이 아프리카다. 아프리카 저개발국가의 국민은 자유무역과 개인정보의 거래, 인공지능 기술로 인해 기업의 밀착 착취 대상이 되어 점점 더 가난해지고 있다. 이 식민주의와 노예화가 결코 새로운 현상이라 할 수는 없다. 이미 16세기부터 유럽의 제국주의 국가들이 아메리카 대륙에 진출해 금은보화를 빼앗고 원주민을 납치해 노예로 거래한 역사가 있다. 그러나 양상은 매우 다르다. 과거의 식민주의와 노예화는 총칼의 위협으로 이루어졌지만, 오늘날의 국제 IT 기업은 페이스북과 같이 무료 인터넷 등으로 이용자를 유혹해 스스로 데이터를 제공하게 하고 자유무역을 지탱하는 국제 규범에 따라 상품과 서비스의 판매를 보장받는다.

데이터 식민주의의 무서운 점은 바로 점령이 조용하게 이루어진다는 것이다. 로봇은 새로운 식민주의 시대에 데이터라는 자원을 빼앗는 훌륭한 전사로서 활약한다. 과거 제국주의 시대의 선진국은 요란하게 불공정한 교역을 강제하고 무력을 동원해 식민지 원주민의 격렬한 저항에 부딪히기도 했다. 이제는 기업이 코드로 만들어낸 로봇이 합법적으로 또 평온하게 저개발국가를 식민지로 만들고 있다. 게다가 그 효율은 과거보다 수십 배 이상 좋기까지 하다.

19세기 초 유럽 제국주의 국가와 가난한 국가 사이의 평균 개인 소득 격차는 3대 1 정도에 불과했다. 그러다 세계화가 정점에 달한 20세기 초에 이르면 부국과 빈국의 차이가 11대 1로 벌어진

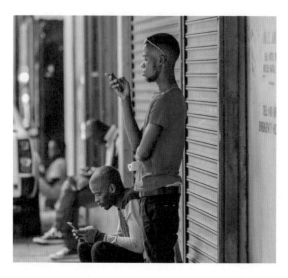

거래 대상이 된 개인정보 우리의 개인정보는 몇 번의 터치만으로 손쉽게 기업의 손에 넘어간다. 이 처럼 데이터 식민주의는 조용하고 합법적인 방식으로 우리 삶을 잠식해 들어온다.

다. 그리고 인터넷을 통한 세계화가 속도를 내는 21세기 현재, 유엔 조사에 따르면 부국과 빈국의 차이는 71대 1까지 확대됐다.[8] 앞으로 로봇이 더욱 정교해짐에 따라 이 차이는 점점 심해질 것이다. 선진국을 기반으로 하는 국제 IT 기업은 이미 저개발국가 주민들의 개인정보를 포함한 빅데이터를 상당히 보유하고 있으며 인공지능의 발전으로 데이터를 활용한 우위는 점점 강고해질 수밖에 없기 때문이다.

영국은 식민지의 천연자원과 노동력을 착취해 산업혁명에 성공하고 산업 자본주의의 기본 틀을 만들었다. 마찬가지로 오늘날 데이터 식민주의와 디지털 노예화가 21세기 새로운 자본주의의 핵심 동력이라는 비판에는 분명 설득력이 있다. 국제 IT 기업에 맞서 어떻게 우리의 데이터를 지키고 또 만들어낼 수 있을지 고민이 필요한 시점이다.

우리 개인정보의 가격은 얼마나 될까

~~~~~~~~

국제 IT 기업이 개인정보를 이용해 올리는 수익의 크기와 구조는 업종에 따라 커다란 차이가 있다. 구글이나 페이스북의 경우 주로 광고로 돈을 벌기 때문에 이용자의 개인정보가 직접적인 수입원이다. 2014년 구글의 '이용자 1인당 광고 수익Advertising Revenue Per User: ARPU'은 약 5만 원에 달했다. 같은 시기 페이스북은 1만 원이 조금 넘는 수준이었다. 참고로 지난 5년간 구글의 광고 수익은 2배 증가한 데 비해 페이스북은 3배가 넘는 증가세를 보였다.

이렇게 개인정보를 이용해 돈을 버는 기업이 있으므로 시중에서는 개인정보 데이터가 일정한 가격으로 거래되기도 한다. 개인정보 데이터에는 주민등록번호부터 전화번호, 주소 등 다양한 종류가 있으며 종류에 따라 가치가 다르다. 또 남성의 것이 여성의 것보다, 그리고 서양인의 것이 동양인의 것보다 더 비싸게 거래된다고 알려져 있다. 한 조사에 따르면 실제 개인정보는 한 건당 평균 약 500원에 팔리고 있었다. 다만 임신한 여성의 개인정보는 약 2천 원이라는 비교적 비싼 가격에 거래되고 있었는데, 출산 및 양육 과정에서 어떤 상품과 서비스를 소비할지 확실하게 예측할 수 있기 때문이다. 이 조사 결과에 충격을 받은 숀Shawn은 인터넷 경매를 통해 자신의 개인정보가 어느 정도의 시장 가치를 갖는지 알아보려 했다. 이력과 이메일 주소, 쇼핑 기록, 인터넷 검색 기록 등이 포함된 숀의 상세한 개인정보는 어느 인터넷 기업이 약 50만 원(350유로)에 매입했다.[9]

영국에서 시행된 한 설문조사에 따르면, 영국 소비자들이 자신의 개인정보에 부여한 가치는 평균 약 500만 원(3,241파운드)이었다. 페이스북에 저장된 개인정보의 값을 가늠하는 한 설문조사의 결과도 흥미롭다. 이용자 1,500명을 대상으로 페이스북이 폐업한다면 자신의 개인정보를 어떻게 처리할지 물은 결과, 자신의 개인정보를 폐기 처분하지 않고 돌려받을 때 약 2만 원 정도 낼 생각이 있다고 답한 사람이 가장 많았다. 그러나 만약 페이스북이 폐업하면서 다른 기업에 개인정보를 팔아넘기는 경우에는 8만 원까지 지급할 수 있다고 답했다. 페이스북을 인수한 기업이 개인정보를 활용해 얻은 이익 일부를 분배한다면 70만 원 정도의 배당이 적절하다고 답했다.[10]

구글의 개인정보는 얼마나 할까? 구글에서 서비스하는 유튜브는 이용자의 영상 시청 성향을 분석해 맞춤형 광고를 내보내고 있다. 만일 이용자가 광고로 영상 시청이 중단되는 것을 원치 않는다면 매월 약 1만 원을 내고 프리미엄 회원이 되어야 한다. 다시 말해 내 개인정보를 광고에 이용하지 않도록 하기 위해서는 연간 12만 원 정도의 대가를 지급해야 한다. 그렇다면 구글이 가진 개인정보의 값을 환산하면 12만 원이라고 할 수 있을까? 물론 그 답은 사람마다 다를 것이다.

공공데이터부터 시작하자

이렇게 데이터를 확보하기 위한 전쟁이 치열한 와중에 사회적 합의만 이뤄진다면 비교적 활용하기 쉬운 빅데이터가 있다. 개인이나 기업이 소유한 데이터가 아닌, 국가 기관이나 지방자치단체와 같은 공공 기관이 생산하거나 보유한 공공데이터이다. 공공데이터는 국민의 세금으로 만들어진 데이터이므로 개인과 기업이 자유롭게 활용할 수 있도록 널리 공개하는 것이 당연하다. 공공 기관은 이제는 운영의 투명성을 위해서뿐 아니라, 로봇의 발전과 활성화를 위해서도 적극적으로 민간에 데이터를 제공해야 한다.

디지털 형태로 제공된 공공데이터를 로봇과 인공지능에 접목해 편리한 서비스로 개발한 예는 우리나라에도 이미 여럿 있다. '호

갱노노[*]'는 아파트 실거래가를 제공하는 서비스로, 국토교통부에서 제공한 아파트 실거래가와 시세를 전국지도 위에 표시하는 방식으로 많은 정보를 이해하기 쉽게 제공한다. '크레딧잡[**]'은 금융감독원이 공개한 연봉 정보를 활용해 전국 42만여 기업의 연봉, 이직률, 고용 정보를 한눈에 볼 수 있도록 해 구직자의 큰 호응을 얻었다. 이러한 예들은 사생활을 침해하거나 국가 안보를 해치지 않는 선에서 공공데이터가 많이 공개될수록 로봇과 인공지능이 더욱 발전할 수 있다는 가능성을 보여준다.

17세기 계몽주의 학자들은 민주국가의 중요한 구성요건으로 '열린 정부open government' 또는 '투명한 정부transparent government'를 이야기하기 시작했다. 국민이 정치 과정에 직접 참여하고 권력을 감시한다는 민주주의 원칙이 더욱 강조되는 오늘날에는 더욱 열린 정부가 되어야 한다는 당위성에 이론의 여지가 없다. 그러나 데이터 공개의 대원칙은 분명해도 구체적인 공개 범위와 방식에 대해서는 아직도 많은 논란이 있다.

우리나라의 공공 기관 가운데에는 개인정보 보호라는 명분 아래 공공데이터의 공개를 제한하는 기관이 많다. 헌법에 담긴 민주주의 가치를 수호해야 할 임무가 있는 기관이면서 민주주의의 핵심이라 할 수 있는 열린 정부의 정신을 무시하는 국가 기관이 바

---

[*] hogangnono.com
[**] www.kreditjob.com

공공데이터를 활용한 인터넷 구직 정보 사이트 디지털 형태로 제공된 공공데이터는 시민들의 삶에 도움이 될 뿐만 아니라 인공지능 개발의 출발이 될 수 있다.

로 우리 사법부이다. 헌법에 재판 공개의 원칙이 명시되어 있음에도, 우리 법원은 판결문을 극히 일부만 인터넷에 공개하고 있다. 2020년 기준으로 '종합법률정보'˙라는 법원 공식 사이트를 통해 공개되는 판결문은 전체 대법원 판결의 3.2퍼센트, 각급 법원 판결의 0.003퍼센트에 불과하다.

사법개혁은 정치 보복이 아니라 투명한 사법부를 만들기 위한 노력이다. 따라서 대법원장 개인을 처벌하는 식으로 간단히 이루어질 수 없고, 근본적으로 법관 인사 제도를 개혁하고 판결문을 공개하는 일부터 시작해야 한다. '유전무죄 무전유죄', 전관예우 등에서 비롯되는 사법부에 대한 불신은 판결문을 공개하지 않는 불투명한 사법부에서 시작된다.

판결문이 공개되면 모든 이가 판결의 결과가 적절한지 혹은 잘

● glaw.scourt.go.kr

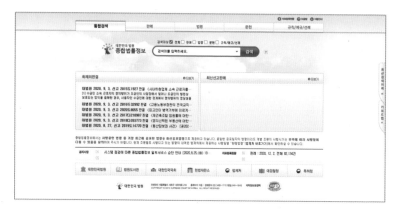

대한민국 법원 종합법률정보 사이트 종합법률정보 사이트에 접속하면 화제가 된 판결이나 최신 판례를 확인할 수 있지만, 대부분의 판결은 개인정보 보호 등을 이유로 공개하지 않고 있다.

못되었는지 나름대로 판단할 수 있다. 판사들 역시 판결문 공개를 염두에 두고 사건 당사자뿐만 아니라 사회 전체의 시각에서 더욱 공정하고 객관적인 판결을 내리려고 노력할 것이다. 미국 법원은 사건 당사자가 제출한 준비 서면과 답변서, 전문가 의견까지 실시간으로 공개한다. 그래서 사건을 맡은 변호사에게 중대한 실수가 있으면 소송 도중에도 경쟁 로펌이 실수를 지적하면서 사건을 빼앗아갈 수 있다. 결과적으로 사법 불신이 줄어들고 법률 서비스의 경쟁과 품질 향상도 일어난다.

게다가 이제는 인공지능이 판결문과 사건 관련 서류를 학습하고 분석할 수도 있으므로, 판결문 공개는 일반인과 로봇의 감시를 통해 반복되는 사법 적폐를 해결할 첩경이기도 하다. 그러나 2015년도 기준으로 법원이 처리한 150만여 건의 소송 중 겨우 0.14퍼센트에 해당하는 2,100여 건의 판결문만이 공개되고 있는 현 실정에서는 인공지능이 판례를 충분히 분석하기 어렵고 따라서 분석 결과의 정확성과 신뢰성도 보장되지 않는다. 이런 식으로 판결문을 계속 공개하지 않는다면 우리는 수년 내에 로봇 시대의 사법 후진국으로 전락하고 말 것이다. 우리 법조계에 훌륭한 엘리트 법조인이 많이 있음에도 그런 상황이 벌어진다면 억울하지 않을까.

다가올 시대를 위해

인공지능이 대중화할수록, 데이터를 둘러싼 전쟁은 점점 커질 수밖에 없다. 특히 데이터를 보유한 기업과 데이터를 수집하려는 기업 사이의 갈등이 더욱 심해질 것이다. 우리는 이 사이에서 적절한 균형이 어디인지를 함께 고민해야 한다. 데이터 소유자의 법적 권리를 강화하면 데이터 생산을 촉진할 수 있다. 그러나 지나친 조치는 데이터 수집과 이용을 위축하고 장기적으로는 데이터 생산 자체를 가로막는 악순환을 초래할 위험이 있다.

따라서 저작권자의 권리와 무단 이용의 위법성을 따질 때에는 데이터의 생산과 이용을 동시에 보장하는 적절한 균형을 고려해야 한다. 일단 현행 저작권법의 공정이용 조항에서 균형의 실마리를 찾을 수 있지만, 문제는 그 판단 기준이 추상적이고 예측하기 어렵다는 사실이다. 모호한 기준은 개인이나 기업의 데이터 활용을 저해하고, 관련 투자마저 어렵게 만든다.

2020년 사임한 일본 최장수 총리 아베는 잠들어 있던 경제를 깨우고 군사 대국으로 부활한다는 '절체절명의 과제'를 완수하기 위해 20여 년의 집권 동안 여러 개혁을 추진했다. 그 가운데에는 저작권법과 부정경쟁방지법 개정이 포함되어 있었다. 2018년 일본은 "저작물에 표현된 사상이나 감정의 향유를 수반하지 않는 이용"을 명시적인 저작권 제한 사유로 추가하는 개정을 단행했다. 개정된 법에 따르면, 저작권자의 이익을 부당하게 해치지 않는 한, 해당 저작물에 표현된 사상 또는 감정을 누리거나 타인에게 누리게 하는 것을 목적으로 하지 않는 비표현이용non-expressive use 은 저작권 침해에 해당하지 않는다.

◈ **비표현이용의 예**

- 저작물에 표현된 사상·감정의 향유를 목적으로 하지 않는 이용

  (예) 인터넷 브라우저의 데이터 캐싱

- 기술적 과정에서 일어나는 복제

  (예) 인공지능 학습 데이터 수집·이용

- 학술 연구, 기술 개발 과정에서의 이용

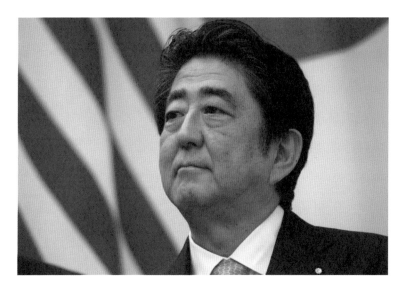

아베 신조 전 일본 총리 집권 당시 아베노믹스라 불린 대대적 경기 부양 정책을 이끌었던 아베 전 총리는 같은 목적으로 여러 규제를 철폐하기도 했다. 그중에는 인공지능 개발에 유리한 환경을 조성하기 위해 2018년에 추진했던 저작권법 개정 조치가 있다.

개정 저작권법은 인공지능이 저작물을 학습하기 위해 데이터 사본을 만드는 행위를 적법하다고 본다. 인공지능의 학습은 인간이 감각기관을 통해 사물을 인식하는 것과는 다르며, 그렇기에 '저작물의 사상이나 감정을 누리는' 일에 해당하지 않는다고 해석할 수 있기 때문이다.

우리나라의 저작권법은 미국의 입법례를 따라 공정이용에 관한 일반조항을 두고 있지만, 추상적인 일반조항은 현실에 적용하기에 어려운 점이 많다. 게다가 우리 법원은 미국 법원보다 일반조항을 적용할 때 신중하며 새로운 법리를 도입하는 데 소극적인 편이다. 법조문의 문구를 충실하게 따라 판결하는 경향이 강한 우리나라에서는 규정 자체가 추상적인 공정이용 조항은 데이터와 관련해 발생하는 문제를 해결하는 데에 큰 도움이 되지 못할 것이다. 기술 진보에 발맞춰 법 제도를 근본적으로 바꾸는 게 아니라 다만 현행법의 문구를 해석하는 정도로는 4차 산업혁명에 대응하기 어렵다. 개인과 기업이 로봇과 인공지능에 관한 기술 혁신과 투자를 수월히 할 수 있도록 데이터 이용의 조건과 범위를 명확히 규정하는 방향으로 법 제도를 개선해야 한다.

굴뚝 산업을 넘어

소유권 보호와 계약의 자유라는 원칙은 지금까지 자본주의 사회를 지탱해온 중요한 토대였다. 특히 굴뚝 산업을 중심으로 한 자본주의에서 소유권은 거의 절대적으로 보호되어야 하는 권리로 신성시되어 왔다. 그러나 데이터 자본주의 시대에 데이터에 대한 개인의 재산권은 상대적이고 제한된 권리다. 전통적인 자본주의 사회에서 소유권이 자연법적 권리로 보호되었다면, 데이터 자본주의 사회에서는 저작권과 같은 재산권이 실정법에 의해서만 보호될 뿐이다. 특히 저작권은 애초에 창작을 촉진하기 위해 도입된 도구적 성격의 권리라는 점을 감안하면 더욱이 필요한 범위에서 제한적으로 보호되어야 한다. 공정이용이 저작권법상 적법한 것도 이 저작권 고유의 성격을 반영한 결과이다. 로봇과 인공지능이 우리 사회와 경제에 긴요한 역할을 한다는 점을 인정한다면, 데이터 수집과 활용에 적합한 새로운 재산권, 공정이용의 새로운 유형, 새로운 경쟁 질서를 모색할 필요가 있다.

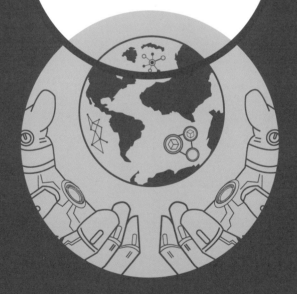

Q4

인공지능의 창작은
누구의 몫인가

로봇의 권리와 책임

인공지능은 속속 인간 고유의 영역이라고 여겨졌던 창작에까지 도전하고 있다. 학습을 통해 무한히 발전할 수 있는 인공지능은 책과 음악, 미술 작품처럼 학습할 데이터가 디지털화하면 할수록 그 영역을 넓혀갈 것이다.

창작하는 인공지능

지금 이 순간에도 놀라울 정도로 향상된 컴퓨터의 연산 능력과 인공지능 기술을 토대로 새로운 콘텐츠가 만들어지고 있다. 대표적으로 구글의 인공지능 딥드림Deep Dream은 입력된 이미지를 분석하여 '깊은 꿈'* 속에서나 볼 법한 몽환적이고 초현실적인 이미

●　딥드림이 사용한 진화형 신경망 인공지능 알고리즘의 이름은 인셉셔니즘(Inceptionism)이다.

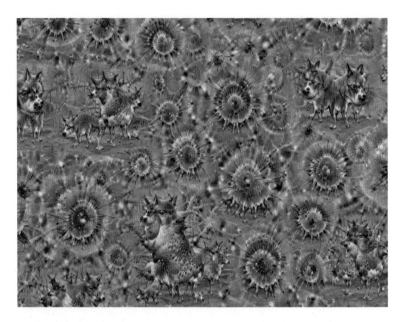

딥드림이 만들어 낸 추상적인 이미지 인공지능 로봇은 단순한 작업만 할 수 있을 것이라는 편견을 극복하고 추상적이고 고차원적인 예술 영역에서도 활약하고 있다.

지를 만들어낸다.

현재는 인수 합병되어 사라졌지만, 쥬크덱이라는 서비스에서는 이용자가 곡의 장르, 분위기, 길이만 지정하고 생성 버튼을 누르기만 하면 순식간에 곡 하나를 만들어낼 수 있었다. 게다가 이용자가 직접 악기를 편성하고 박자를 바꾸는 등 적극적으로 곡의 세부 사항을 조절할 수도 있었다.

무엇보다 현재 인공지능이 가장 활발히 창작 활동을 하는 분야는 언론일 것이다. 내러티브 사이언스Narrative Science라는 기업은 기존의 증권사* 또는 언론사에서 확보한 데이터와 기사 내용을 토대로 자연어 해설과 분석이 담긴 보고서를 제공해 크게 주목받았다. 우리나라 언론계에서도 인공지능이 활약하고 있다. 엔씨소프트NCSOFT에서 개발한 인공지능은 연합뉴스의 날씨 기사를 작성해 하루 세 번씩 보도한다.

그런데 이제 더 대단한, 정말 거장의 아우라를 풍기는 예술조차 인공지능이 창작할 수 있는 단계에 도달했다.

렘브란트, 다시 살아나다

~~~~~~~

2016년, 17세기 네덜란드 황금기의 대표적인 화가 렘브란트가 다시 살아나 후속작을 내놓았다. 마이크로소프트Microsoft와 네덜란드 금융 그룹 ING가 2년에 걸쳐 수행한 프로젝트 '21세기 렘브란트The Next Rembrandt'의 결과로 인공지능 로봇이 렘브란트 화풍의 멋진 초상화를 그려낸 것이다.

이 인공지능은 실제 렘브란트의 작품 346점에서 나타나는 세세한 패턴 즉 화풍을 학습한 후, 그 화풍에 따라 초상화를 그려냈다. 인간이 지시한 사항은 '콧수염과 턱수염을 기르고 있는,

---

* 영국 회계법인 Deloitte에서 내러티브 사이언스가 개발해 특허를 받은 자연어 생성 인공지능 Quill이 생산한 보고서를 고객들에게 제공했다.

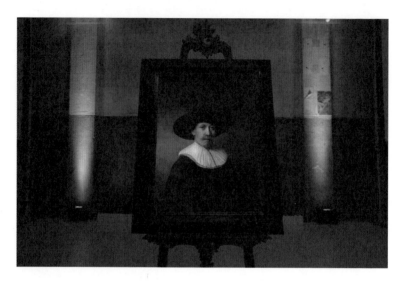

21세기 렘브란트 프로젝트로 탄생한 초상화

17세기 남성용 중절모와 검은색 옷을 입고 하얀색 목 옷깃을 두른 채 오른쪽을 바라보는 30~40대 백인 남성'을 그려 달라는 것이었다.

　로봇이 초상화를 그려내는 과정을 보면, 어느 고고학자가 예루살렘 근처에서 발견한 뼛조각들을 모아 예수의 얼굴을 복원해내는 모습이 떠오른다. 위대한 화가의 화풍을 그대로 재현하는 로봇의 모습에서 예술과 기술의 경계는 모호해지고 창작과 모방은 구별하기 어려워진다. 로봇이 인공지능 알고리즘에 따라 그려낸 그림을 예술이라고 할 수 있는지, 로봇이 생산하는 예술도 창작이라고 할 수 있는지, 그리고 더 근본적으로는 무엇을 창작이라고 할 수 있는지와 같은 철학적인 의문이 우리 앞에 놓여 있다.

'기계로 만든 작품도 예술로 볼 수 있는가'라는 화두는 19세기 중엽 사진기가 발명되었을 때부터 제기되었다. 1839년 프랑스 화가 루이 다게르Louis Daguerre가 더 사실적인 초상화를 완성하기 위한 수단으로 사진을 활용한 게 시작이었다. 그 이전에 초상화는 렘브란트처럼 저명한 화가에게조차 거의 유일한 수입원이었다. 그러나 사진기가 등장하자 사람들은 훨씬 신속하게 저렴한 초상 사진을 손에 넣을 수 있었다. 19세기 프랑스 시인 보들레르Charles Baudelaire는 사진이 "재능 없고 실패한 화가들의 피난처"에 불과하다고 혹평하기도 했다. 그러나 생계 수단으로 초상화를 그렸던 화가조차 나중에는 제작비용을 줄이기 위해 기초 작업 과정에서 사진을 활용하지 않을 수 없었다.

'예술가'가 생각하는 예술과 '법률가'가 생각하는 예술이 항상 일치하는 것은 아니다. 특히 저작권법은 거장의 작품이 아니라 아주 사소하더라도 개인의 선택이 반영된 산물이면 충분히 창작물로 본다. 고상한 순수 예술뿐만 아니라 산업용 또는 광고용 작품 모두 차별 없이 보호한다.•

그러나 처음부터 그랬던 것은 아니다. 미국에서는 사진을 예술 작품으로 볼 수 있다는 결론에 도달하는 데만 20년 이상이 걸렸

• 이미 100여 년 전 미국 연방대법원이 광고용 작품의 창작성을 인정했다: Bleistein v. Donaldson Lithographing Co., 188 U.S. 239(1903).

다. 1865년 남북전쟁이 끝나고 난 후 비로소 링컨 대통령은 저작권법을 개정해 사진도 소설이나 음악과 마찬가지로 저작물로 보호된다는 점을 명확히 했다.

사진을 예술 작품으로 인정하자 예술의 개념도 대폭 변화했다. 그전까지는 회화의 목적이 자연 풍경이나 인물을 '시각적으로 모방'하는 것이었다면, 사진기가 등장한 이후에는 사진이 할 수 없는 시각 예술, 주로 표현보다 아이디어가 더 중요한 개념 예술의 발전이 두드러졌다.

앞으로 창작 활동을 하는 로봇이 더 많아지면 로봇의 작품도 예술로 볼 수 있는가부터 시작해 누가 창작한 것으로 볼 것인가, 누가 저작권을 가지는가 등의 논의가 본격적으로 나올 것이다. 또한 사진기와 마찬가지로, 로봇이 사람보다 더 많이, 좋은 작품을 생산하게 되면 예술가들은 다시 로봇이 할 수 없는 예술, 새로운 개념의 예술을 찾아 나설 것이다. 그 고민은 이미 시작되었다.

크리스티 경매에 등장한 로봇

2018년 10월 25일 유구한 역사를 자랑하는 크리스티Sotheby's 경매는 또다시 새로운 역사를 썼다. 처음으로 로봇이 그린 〈벨라미 초상화Portrait of Edmond Belamy〉가 출품되어 예상보다 수십 배

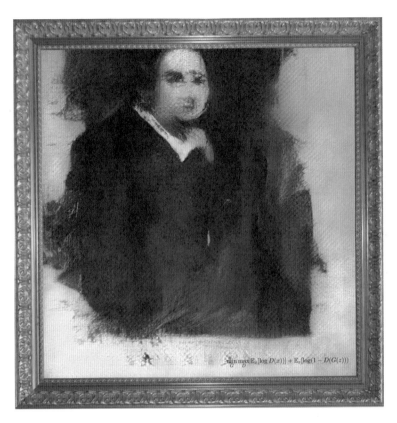

$$\min_{G} \max_{D} \mathbb{E}_x[\log D(x)] + \mathbb{E}_z[\log(1 - D(G(z)))]$$

벨라미 초상화 그림의 오른쪽 아래 적힌 흐릿한 문자는 벨라미 초상화가 인공지능에 의해 탄생한 작품임을 보여준다.

비싼 약 5억 원(432,500달러)에 낙찰된 것이다.

이 초상화는 검은색 코트를 입고 흰색 옷깃을 두른 통통한 프랑스 성직자의 모습을 담았는데, 금빛 액자 속 얼굴의 이목구비는 불분명했고 화폭 일부는 알 수 없는 공백으로 남아 있었다. 초상화가 5억 원을 호가하게 된 가장 큰 이유는 바로 그림 오른쪽 아랫

부분에 있었다. 일반적인 그림이라면 화가의 서명이 들어갈 법한 자리에 서명 대신 복잡한 수식이 적혀 있었다. 사람이 아니라 그 알고리즘이 그렸다는 뜻이었다. 이 그림은 로봇 화가가 시장에 합류했음을 공식적으로 알린 첫 작품이 되었다.

벨라미 초상화를 세상에 나오게 한 주인공은 예술과 인공지능의 융합을 추구하는 프랑스의 'Obvious'란 모임이다. 이 모임은 두 가지 종류의 알고리즘을 활용해 초상화를 완성했다. 먼저 Obvious는 14세기에서 20세기 사이에 그려진 초상화 1만5천 점을 수집해 로봇에게 학습시킨 후, 그 과정을 통해 만들어진 창작 알고리즘이 새로운 초상화를 그리도록 했다. 다음으로 또 다른 감별 알고리즘을 이용해 앞서 알고리즘이 그린 초상화와 인간이 그린 초상화와의 차이점을 찾아내도록 했다. Obvious는 감별 알고리즘이 로봇의 그림과 인간의 그림을 구별하지 못하고 속아 넘어가는 단계까지 창작 알고리즘을 훈련하고자 목표했다. Obvious는 그 과정에서 로봇이 만들어낸 작품 묘사 대부분이 사실적인 14세기 스타일의 회화가 아니라 상당히 추상화된 20세기 스타일의 회화라는 점을 발견했다. 즉 로봇은 과거에서 현재로 오면서 인류의 작품이 사실화에서 추상화로 변화한 점을 파악한 것이다.

이 벨라미 초상화는 겉으로 보기에는 사람이 창작한 작품과 전혀 다르지 않다. 그러나 로봇이 만들었다는 점 때문에 예술 작품이 아니라고 주장하는 이들이 있다. 사람처럼 직관적으로 감정을

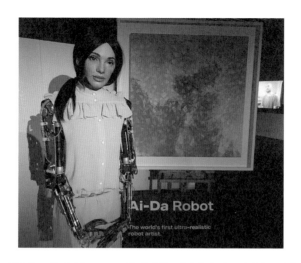

휴머노이드 인공지능 로봇 아이다(Ai-da) 로봇 아이다는 지난해 첫 단독 전시회를 개최했다. 아이다의 눈에는 카메라가 내장되어있고 팔에는 연필이 연결되어 있다. 아이다를 만든 아이단 멜러는 아이다가 창의성을 갖춘 최초의 인공지능 예술가라고 밝혔다.

표현한 결과가 아니라, 1만5천 점의 초상화를 학습하고 패턴을 익혀 기계적으로 완성한 공산품에 불과하다는 것이다. 그런 시각에서는 벨라미 초상화를 단지 다른 작품을 모방해서 조합한 작품이라고 평가 절하할 수도 있다.

그러나 예술에 대한 일부의 고매한 시각을 잠시 떨어뜨려놓고 생각해보면 상황을 다르게 바라볼 수 있다. 잠수함이 물속에서 물고기나 사람과 전혀 다른 방식으로 움직인다고 '헤엄치는 능력'이 없다고 할 수 있을까?* 잠수함을 움직이는 동력원과 과정은 다르지

---

* 컴퓨터 과학 특히 인공지능 기술 분야의 선구자로 널리 알려진 Edsger Dijkstra 교수의 명언이다.

만, 물속에서 상당한 공간을 이동한다는 결과는 물고기나 사람의 헤엄과 다르지 않다. 물고기와 사람이 헤엄치는 방식이 서로 다른 것처럼, 잠수함과 물고기의 이동 방식이 다르다고 헤엄치는 능력이 없다고 단정할 수 있을까? 아닐 것이다. 마찬가지로 알고리즘뿐 아니라 사람들 또한 벨라미 초상화를 보고 로봇이 그린 것인지 사람이 그린 것인지 구분할 수 없다면, 그 초상화를 예술 작품으로 보지 못할 이유가 없다. 그리고 벨라미 초상화가 예술 작품이라면, 그 화폭 오른쪽 아랫부분에 표시된 알고리즘도 화가로 인정받을 수 있다.

이처럼 인공지능의 발전은 예술 영역에서 큰 화두를 던진다. 크리스티 경매에서 고가로 낙찰된 벨라미 초상화가 로봇이 만들었다는 이유만으로 예술이 아니라고 할 수 있는지, 알고리즘이 화풍을 모방한 결과를 창작이라고 할 수 있는지, 더 나아가 화가로 인정받아야 하는 이가 알고리즘인지 아니면 알고리즘을 개발하거나 훈련한 사람인지 등의 논쟁이 21세기 예술계의 가장 중요하고 어려운 화두가 될 것이다.

그림값 5억 원은 누구의 것인가?

~~~~~

'누가 벨라미 초상화의 화가인가'라는 문제는 '누가 낙찰가 5억

원을 받을 수 있는가'라는 아주 현실적인 문제로 직결된다. 그 답은 '법적으로 벨라미 초상화의 저작권이 누구에게 귀속되는가' 에 달려 있다. 비슷한 문제로 로봇이 음악을 작곡하거나 소설을 쓴다면 작가로 인정받을 수 있는지, 그리고 작품의 저작권을 누가 갖는지 등이 제기될 수 있다.

벨라미 초상화의 작가 서명란에 알고리즘이 표시되어 있긴 하더라도, 현재로서는 로봇을 작가로 인정하는 것에 많은 저항이 있다. 아직은 과학과 예술을 완전히 다른 차원으로 보는 견해가 지배적이기 때문이다. 계몽주의 시대 독일의 철학자 칸트Immanuel Kant에 의하면, 뉴턴Isaac Newton은 후배 과학자들이 업적을 모방할 수 있는 과학자지만, 베토벤은 그 누구도 모방할 수 없는 진정한 천재다.[12] 예술가를 자신의 작품에 인격과 영혼을 쏟아붓는 사람으로 규정하는 낭만적 작가론romantic authorship에 따르더라도 인격과 영혼이 없는 기계를 작가로 보기는 어렵다. 기계적인 창작이 인간의 방식과 달라서 로봇이 만든 작품이 예술이 아니라는 관점에서는 더더욱 로봇을 작가로 볼 수 없다.

사실 인간에게는 로봇이 단순한 기계나 물건 또는 새로운 종류의 노예인 편이 더 유리하다. 로봇의 관점에서 작가의 지위를 주장하는 목소리를 찾기는 몹시 어려울 수밖에 없다. 현행 저작권법 규정으로도 로봇을 작가로 보기는 어렵다. 저작권법뿐만 아니라 모든 법률은 인간이 만든, 인간 중심적인 법률이다. 인간이나 법

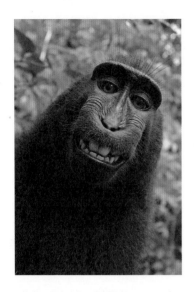

원숭이 나루토가 직접 촬영한 자신의 모습 미국 법원은 2년간의 긴 소송 끝에 인간이 아닌 동물이 찍은 사진에는 저작권을 인정할 수 없다고 판결했다.

인 또는 인간이 구성원인 단체만 권리를 가질 수 있고 의무를 부담할 수 있다. 어느 나라의 저작권법에서든 인간이 아니라면 저작권을 가질 수 없고 작가로 인정받을 수도 없다.

2011년에 한 인도네시아의 섬에서 나루토Naruto라고 불리는 원숭이가 사진작가 데이비드David Slater의 사진기를 빼앗아 자기 모습을 촬영한 사진을 두고 원숭이가 사진작가인지 아니면 데이비드가 사진작가인지 논란이 된 적이 있다. '동물의 윤리적 취급을 옹호하는 모임The People for the Ethical Treatment of Animals'은 나루토를 대리해 저작권 소송을 제기하면서, 사진의 작가는 나루토이고 그 저작권도 나루토에 귀속된다고 주장했다.[13] 이 소송에서 미국연방지방법원은 법 개정이 이루어지지 않는 한 원숭이는 저작자가 될 수 없고 소송을 제기할 자격도 없다고 판시했다.[14] 결국 이 사진은 원숭이의 셔터 조작으로 촬영된 '작가 없는 사진'이며 누구나 자유롭게 이용할 수 있는 사진이 되었다.

나루토가 촬영한 사진과 마찬가지로, 현재의 저작권법에 따르면 로봇이 그림을 그리고 음악을 작곡했다고 하더라도 작가로 인정될 수 없다. 기본적으로 저작권법이 보호하는 창작 표현original expression은 작가의 '사상이나 감정'을 자기 방식으로 표현한 결과여야 하는데, 로봇에게는 그 사상이나 감정이 없기 때문이다. 특히 알고리즘이 통계학적 방식으로 기존 그림의 패턴을 찾아 기계적으로 적용하는 행위는 창작 표현과 다르다고 판단할 것이다.

그렇다면 기술이 발달해 로봇도 감정을 표현할 수 있게 된다면 어떨까? 그때에는 과연 저작권법이 로봇의 창작 표현을 인정할까? 로봇이 창작하는 방식은 사람의 방식과는 다르지만, 로봇이 만든 결과물이 사람이 만든 것과 구별할 수 없을 정도에 이르면 법을 개정하고 로봇을 작가로 인정하는 게 맞지 않을까? 아마 지금 당장 답을 내기에는 어려운 질문일 것이다.

로봇 개발자에게 저작권이 있을까

당장 로봇이 작가로 인정받을 수는 없지만 로봇이 만든 작품은 저작물로 인정받기도 한다. 만약 로봇이 만든 작품이 저작물에 해당한다면, 그 저작권은 로봇을 만든 사람이나 기업이 갖는다. 로봇의 설계에서부터 작품의 완성에 이르기까지 많은 사람과 기업이 관여하는데, 이 가운데 상당한 정도로 창작에 이바지한 사람이나 기업이 저작자로 인정받아 저작권을 취득할 수 있다.

이를테면 컴퓨터 게임 화면에 나오는 배경 그래픽이나 지도는 인공지능 알고리즘에 의해 즉흥적으로 만들어진 경우가 많다. 게임을 설계한 프로그래머나 기업이 구체적인 배경과 지도를 일일이 그리지는 않았지만 배경과 지도가 만들어지도록 알고리즘을 설계했다. 따라서 게임의 배경과 지도에 대한 저작권은 그 알고리즘을 만든 개발자에게 귀속된다.[15] 실제로 게임 화면을 모방해 저작권 침해가 문제 된 소송에서, 미국연방법원은 알고리즘을 설계한 프로그래머와 기업이 게임을 창작하는 데에 가장 많이 기여했다고 보고, 프로그래머 또는 기업이 게임 화면의 저작자로서 저작권을 취득한다고 판시했다.[16]

최근 중국에서도 비슷한 사례가 있었다. 텐센트 사는 자신들이 개발한 인공지능 드림라이터가 작성한 증권 기사를 무단으로 이용한 것이 저작권 침해에 해당한다고 소송을 제기했다. 이 소송에서 중국 광둥성 심천 법원은 해당 기사가 데이터의 선택과 분석, 판단, 문장 구성 등을 고려했을 때 어느 정도 창작성이 있는 저작물에 해당한다고 보고, 드림라이터를 개발한 텐센트 사가 기사의 저작권자로서 무단 이용에 대한 손해배상을 청구할 권리를 갖는다고 판시했다.[17]

앞서 잠시 언급한 영국 인공지능 벤처 기업 쥬크덱Juke Deck은 이미 100만 곡 이상의 음악을 생산해서 판매했다. 쥬크덱은 이용자가 원하는 장르와 분위기, 악기 구성 등을 고르면 순식간에 취향에 맞는 노래를 만들어주는 서비스로, 저작권 침해를 야기하지 않기 위해 저작권에 저촉되지 않는 곡을 중심으로 데이터를 학습한 인공지능이 노래를 생산했다. 게다가 이용자는 약 24만 원(199달러)을 지급하면 그 노래에 대한 저작권까지 취득할 수 있었다. 이는 쥬크덱 기업 또는 그 개발자가 인공지능이 만든 노래의 저작권을 이미 취득했기 때문에 양도도 할 수 있다는 것을 뜻한다. 즉 로봇이 만든 창작물의 저작권이 로봇 개발자에게 귀속된다는 생각을 전제로 한 것이다.

이처럼 음악을 저작권료 부담 없이 이용할 수 있다는 점이 쥬크덱의 강점이었다. 사람이 작곡한 음악은 보통 음반 발매, 무대 공

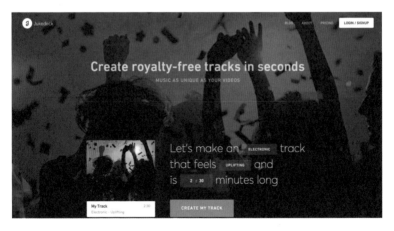

사람 대신 인공지능이 노래를 작곡해주는 쥬크덱 쥬크덱 사이트에서는 원하는 영역, 악기, 속도 등을 선택해 자신만의 노래를 작곡할 수 있고 이에 대한 저작권도 확보할 수 있다.

연, 영화 삽입 등 용도마다 저작권자의 이용 허락을 받고 수익에 비례해 저작권료를 지급해야 한다. 그래서 유튜버들이 영상에 삽입한 배경음악 때문에 줄줄이 저작권 침해로 고소당하기도 했다. 그러나 쥬크덱과 같은 서비스가 보편화되면 원하는 분위기의 배경음악을 무료로 또는 저렴하게 구매해 자유롭게 활용할 수 있게 된다. 인공지능은 빛의 속도로 엄청난 분량의 음악을 생산할 수 있으므로, 음악을 저렴하게 판매할 수 있고 판매 후 저작권료를 요구하지도 않는다. 실제로 쥬크덱 서비스는 중국의 틱톡Tiktok에 인수·합병됐다. 틱톡 이용자들은 그로 인해 저작권 침해 걱정 없이 쥬크덱이 생산한 음악을 이용해 동영상을 만들고 자유롭게 공유할 수 있었다. 이렇게 창작 로봇을 개발한 사람이나 기업에 저작권을 부여하면 우수한 창작 로봇을 설계하고 개발하기 위한 노력과 투자를 촉진할 수 있다. 저작권이 로봇 기술 혁신의 유인책이 될 수 있다는 뜻이다.

그런데 창작 로봇과 같은 지능형 로봇은 그 특성상 학습량이 늘어나면 자율적인 영역도 같이 늘어난다. 로봇의 개발 과정과 창작 활동에 인간이 개입할 여지가 점점 줄어들다가 언젠가는 완전히 사라질 수도 있다. 노래나 그림 같은 저작물이 전적으로 로봇에 의해 창작되고 인간은 단지 클릭 정도의 단순 작업만 하게 된다면, 그때도 인간이 로봇의 저작물에 저작권을 주장할 수 있을지 의문이다.

저작권법에서 창작은 작가의 사상이나 감정을 표현하는 일을 가리킨다. 인간 중심으로 생각하면 로봇은 사상이나 감정을 품지 못하기 때문에 창작이 불가능한 존재라고 생각할 수 있다. 과연 로봇에게는 사상이나 감정이 없고 영원히 사상이나 감정을 표현할 수 없을까? 그 질문에는 흥미로운 쟁점이 많이 숨어 있다.

로봇이 감정을 갖게 된다면

영화 〈그녀Her〉에서 주인공은 여성의 목소리를 가진 로봇과 사

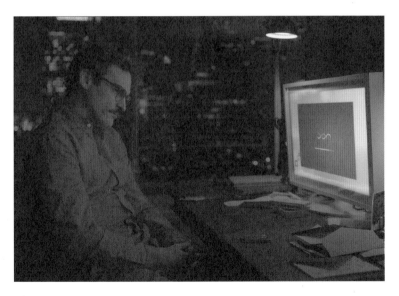

영화 〈그녀〉의 한 장면

랑에 빠진다. 영화 속 장면은 곧 현실이 된다. 많은 전문가가 조만간 로봇이 사람과 사랑을 나누고 심지어 결혼까지 할 수 있으리라고 예상한다.[18] 일본 소프트뱅크Softbank 사의 손정의 회장은 로봇 '페퍼pepper'를 소개하는 자리에서 붉게 빛나는 하트를 페퍼에게 건네주었다. 그러자 하트가 페퍼의 가슴에 달린 태블릿으로 이동해 빛을 발했다.[19] 단지 로봇에게 감정을 부여한 순간을 연출했을 뿐이지만, 많은 이들이 이 장면을 보면서 궁금증을 느꼈을 것이다. 언젠가 정말 로봇이 사람처럼 감정을 느끼고 우리와 기쁨과 사랑을 나눌 수 있을까?

사람이 느끼는 감정은 인류가 진화하는 과정에서 다양한 자극에 대응하기 위해 발전한 것이다. 증오나 사랑 모두 인류의 번식에 필요하고 도움이 되기에 우리 뇌에 자리 잡았다. 만일 맹수에 대한 두려움이나 사냥의 즐거움을 느끼지 못했다면 인류는 오래 생존할 수 없었을 것이다. 우리 인류는 감정 덕분에 지능을 발전시키고 생존과 번식에 성공할 수 있었다.

그러나 사람과 달리 로봇은 진화하기 위해 감정에 의존할 필요가 없다. 적절한 센서sensor만 갖추고 있으면 사람보다 더 신속하고 정확하게 외부의 공격이나 위험을 회피할 수 있다. 자율주행자동차의 안전이 감정이 아닌 오직 센서의 정확성에 따라 좌우되는 것처럼 말이다.

2016년 미국의 테슬라Tesla 사의 자율주행자동차가 대형 트럭

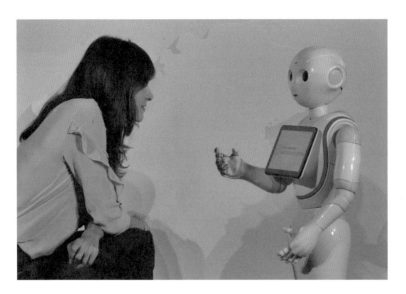

일본 소프트뱅크 사의 로봇 페퍼가 사람과 소통하는 모습 로봇 페퍼는 가슴에 부착된 태블릿을 통해 정보를 전달하는 것은 물론 여러 센서를 통해 사람의 표정과 목소리 변화를 감지하고 말을 건넨다.

을 감지하지 못하고 충돌하는 사고를 내면서 자율주행의 안전성이 도마 위에 오른 적 있었다. 이 사고의 원인은 차의 센서가 맑은 하늘 배경에서 하얀색 대형 트럭을 분리해 인식하지 못한 것이다. 당시에는 자율주행자동차 센서의 카메라가 비 오는 날이나 너무 화창한 날에 사물을 정확하게 잡아내지 못했다. 그러나 센서 기술만 향상되면, 두렵다거나 즐겁다는 감정과 무관하게 자율주행 능력은 좋아진다.

이렇듯 로봇은 감정을 가질 필요도 없고 감정을 느끼기도 어렵다. 하지만 임무를 수행하기 위해 사람의 감정을 이해할 필요는 있다. 상식과 달리 로봇은 이미 다양한 데이터를 이용해 인간의 감정을 파악하고 이해할 수 있다. 이때 쓰이는 기술이 바로 감정인식기술emotion recognition technology이다. 감정인식기술이란 말의 억양, 글에 사용된 단어, 휴대전화 화면을 두드리는 강도, 표정 등을 종합적으로 감지해 상대방의 감정을 파악하는 기술을 통칭한다. 로봇이 감정을 파악하고 적절히 대처할 수만 있다면, 사람은 로봇과 사랑의 대화까지 나눌 수 있다. 이미 인공지능이 감정을 가진 것처럼 행동하고 있기에 사람들에게 착각을 불러일으키고 있다. 아마존의 알렉사는 1년에 무려 백만 건의 청혼을 받는다.[*21] 여기에 소피아처럼 상대방의 감정을 이해하고 얼굴 표정으로 수십 개의 감정을 표현하는 로봇까지 나타났다.

　로봇이 감정을 이해하고 표현하며 사람과 대화를 나눌 수 있다면 사람이 원하는 콘텐츠와 맞춤형 광고를 더욱 효과적으로 제공할 수 있다. 나아가 사람의 성향에 따라 적절한 뉴스와 정치 광고를 내보내 유권자를 정치적으로 설득할 수도 있다. 러시아 정부는 바로 이 방법을 활용해 2016년 미국 대통령 선거에 개입할 수 있었다.

● 　알렉사는 이러한 청혼에 "죄송합니다만 저는 결혼 상대가 아닙니다"라고 차분하게 대답한다.

튜링 테스트: 당신은 로봇인가 인간인가

로봇이 인간보다 더 다양한 지식과 정보를 갖춘 데다가 인간처럼 감정을 이해하고 표현하기까지 한다면, 로봇도 인간과 마찬가지로 취급해야 하지 않을까?

오래전부터 기계가 사람처럼 생각하고 판단할 수 있을지 궁금해하는 사람들이 많았고, 튜링 테스트Turing Test가 그 실마리를 제공해주었다.[22] 튜링 테스트는 컴퓨터과학의 창시자라고 불리는 앨런 튜링Alan Turing 박사가 고안한 테스트이다.

튜링 박사는 2차 세계대전에서 독일군의 암호를 해독하기 위해 인간처럼 생각하는 기계, 즉 기초적인 컴퓨터를 개발해 활용했

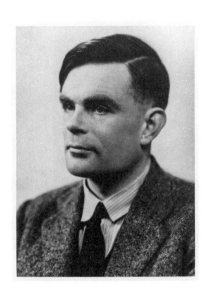

앨런 튜링 컴퓨터과학의 아버지라 불리는 영국의 수학자이다. 1912년 태어나 1954년 40세의 나이로 사망했다. 알고리즘 기반으로 작동하는 기계를 만들어 컴퓨터과학의 발전에 크게 기여했으며, 2차 세계대전 당시 독일군의 암호 에니그마를 해독하기도 했다. .

다. 튜링 박사는 종전 후에 발표한 논문 「이미테이션 게임Imitation Game」에서 인간이 질문을 던졌을 때 돌아온 컴퓨터의 답변과 인간의 답변을 구별할 수 없다면 그 컴퓨터는 인간처럼 생각하고 판단할 수 있는 능력을 갖추고 있다고 했다.[23]

로봇이 인간 이상의 지능을 갖추고 인간의 감정을 이해하고 표현할 수 있다면, 그리고 로봇이 만든 작품이 인간이 창작한 작품과 구별할 수 없는 수준에 이른다면 로봇의 지위는 인간과 같아질까? 아마 로봇이 튜링 테스트를 통과했다는 것만으로는 로봇의 지위가 바로 상승하지는 않을 것이다. 로봇이 그린 벨라미 초상화가 사람이 그린 초상화 이상으로 비싼 가격에 낙찰되었다고 그림 속 알고리즘을 작가로 취급하지 않는 것과 마찬가지다.

사람들은 로봇을 스스로와 동등하게 여기는 데에 상당한 거부감이 있다. 그 거부감은 인간 중심 사고에서 나온다. 인간은 육체의 본능에서 벗어나 이성적으로 판단하고 보편적인 도덕 규범에 따라 행동할 수 있기에 동물과 다른 존엄한 존재인데, 로봇에게는 이런 존엄성이 없다고 생각하기 때문이다. 그러나 실상 로봇은 식욕이나 성욕과 같은 육체의 욕구로부터 자유로울 뿐 아니라, 사람보다 더 철저하게 도덕 규범을 준수할 수 있다. 이렇게 로봇이 지능, 감정, 규범 준수라는 면에서 사람과 다를 바 없다면, 결국 로봇을 작가로 취급하고 로봇에게도 법적으로 사람의 지위를 인정해야 하는 것 아닐까?

법적으로 '사람'의 개념은 시대와 사회에 따라서 조금씩 달랐다. 19세기 중엽까지 미국에서는 흑인 노예를 사람으로 보지 않고 사고파는 소유물로 취급했다. 17세기로 거슬러 올라가면, 유럽에서는 회사가 법률상 사람의 지위를 갖는 법인으로 인정받기 시작했다. 사람이 언제 탄생하고 언제 사망하는지도 지역과 시대마다 조금씩 기준이 다르다. 이렇듯 사람의 대상이 시대와 사회에 따라 다르다는 점을 고려하면, 로봇의 능력과 자질이 아무리 뛰어나더라도 법적으로 사람 취급을 받을 수 있을지는 단언하기 어렵다. 로봇이 스스로 법적 지위를 쟁취하지 않는 이상 그들의 미래를 쉽게 예측할 수 없다.

20년 전쯤 개봉한 영화 〈바이센테니얼 맨Bicentennial Man〉은 로봇이 감정을 갖고 인간화되는 내용을 다뤘다. 주인공 로봇은 아무리 뛰어난 예술적 능력을 갖추고 있어도 인간처럼 자유를 누릴 수 없다면 자신은 기계 로봇에 불과하다는 사실을 잘 알고 있었다. 19세기 초반까지 아무리 똑똑하고 체력이 좋을지라도 흑인 노예는 영원히 백인 주인을 대신해서 일만 하는 기계나 물건으로 대우받았던 것과 비슷하다.

노예가 해방된 것처럼 로봇도 기계나 노예 신세를 벗어나 자유를 얻고 사람의 지위에 오를 수 있을까? 미국 노예 해방의 역사를 되돌아보면 로봇의 미래를 짐작해볼 수 있다.

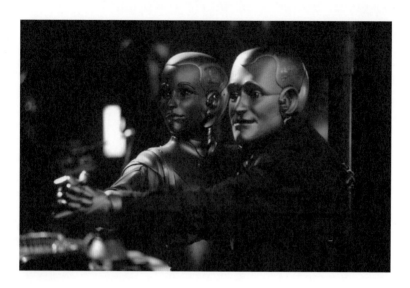

영화 〈바이센테니얼 맨〉의 한 장면

미국 노예 해방과 미래 로봇의 지위

~~~~~

19세기 중반 미국의 노예 해방은 '인간이 모두 평등하다'는 계몽주의 관점에서 지지 받았던 일이었다. 그러나 노예 해방에는 경제적 필요라는 더 중요한 쟁점이 있었다. 미국의 북쪽 지역은 농업보다 공업이 더 발달했기 때문에 노예 노동보다는 임금 노동을 필요로 했다. 북쪽 지도자들은 노예 제도가 교육을 위축시켜 산업 고도화에 방해가 될 뿐이라고 생각했다. 반면 남쪽에서는 노예 노동력을 활용해 재배하는 면화와 면직물이 가장 중요한 수입원이었다. 남부 캐롤라이나, 앨라배마, 조지아 등이 포함된 남부 연합 11개 주의 의원 과반수는 넓은 농장을 소유한 노예 주인들이었다. 때문에 남부 지도자들은 노예 제도를 포기할 수 없었다. 노예제를 위협하는 북부 지역 출신의 링컨 대통령이 취임하자 남부 연합은 분리 독립을 선언하고 4년에 걸친 전쟁까지 마다하지 않았다.

로봇의 운명은 과거의 흑인 노예와 같을까? 미국 노예 해방의 역사를 봤을 때 사람과 유사한 지능과 기능이 있다는 사실만으로는 로봇이 사람의 지위 또는 사람과 비슷한 지위를 얻기는 힘들 것이다. 로봇이 사람처럼 그림을 잘 그리거나 노래를 잘 만들더라도 로봇을 작가로 인정하거나 로봇에게 저작권을 부여해야 한다고 주장하기는 어려운 것과 비슷하다.

그러나 마찬가지의 이유로 로봇에게 저작권을 부여하는 것이 그 로봇의 주인에게 저작권을 부여하는 것보다 더 효율적이라면 로봇의 법적 지위가 달라질 수도 있다. 조금 더 냉정하게 말해 로봇이 사람과 평등한 지위를 얻는 것이 사람에게도 유익하다는 점이 설득될 때야만 비로소 로봇은 사람의 지위 또는 법인격을 쟁취할 수 있다.

2017년 사우디아라비아 정부는 아름다운 여성의 모습을 한 휴머노이드 로봇 소피아에 시민권을 부여했다. 인류 역사상 처음으로 로봇이 시민권을 획득한 순간이었다. 이 새로운 시도는 국가

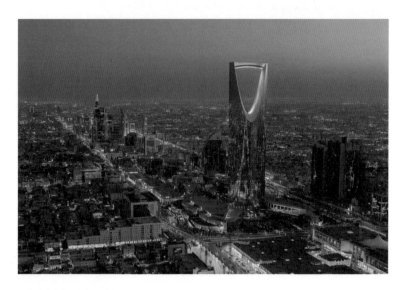

사우디아라비아의 수도 리야드

의 산업구조를 석유 중심의 굴뚝 산업에서 로봇이 중심이 되는 4
차 산업으로 전환하겠다는 사우디아라비아 정부의 선언이다. 물
론 소피아가 시민권을 얻었다고 해서 사람과 같은 법인격을 갖게
된 것은 아니다. 게다가 사우디아라비아의 여성은 최근까지만 해
도 여섯 명의 남성 증인 없이는 부동산을 비롯해 재산을 취득할
수 없었고 공직 선거에서 선거권과 피선거권 어느 하나도 행사할
수 없었으며, 2018년까지는 자동차 운전조차 할 수가 없었다. 그
런 사회에서 설사 소피아가 사우디아라비아 남성과 사랑에 빠져
법적으로 배우자의 지위를 얻을지라도 시민이라 할 수 있을까.

　사우디아라비아가 석유를 캐내 배부르게 먹고살 수 있었던 시절에는 남성 중심의 법질서가 편했을지도 모른다. 그러나 석유보다 데이터와 기술이 더 중요해진 21세기에는 여성 차별이 무의미하거나 비효율적이라는 사실이 드러났다. 여성에게도 평등한 지위를 인정해야만 더 많은 인재가 나오고 사회도 살아남을 수 있다는 사실을 알게 된 것이다.

오늘날 사우디아라비아 여성의 지위 향상과 19세기 미국 흑인 노예의 해방은 평등이라는 가치를 추구하지만 동시에 같은 경제적 논리로 뒷받침되고 있다. 노예 해방을 둘러싼 논쟁이 산업혁명을 눈앞에 둔 주류 백인들의 필요에 의해 이루어진 것처럼, 로봇 해방이라는 논쟁도 인류의 후생 증진이라는 쟁점을 중심으로 일어날 것이다.

로봇, 법인격의 주체가 될 수 있을까?

~~~~~~~~

영화에서처럼 로봇이 혁명을 일으키지 않는 한, 사람은 계속 로봇을 자신의 아래에 둘 수 있도록 스위치를 쥔 채로 로봇에게 법인격을 부여하려 들지 않을 것이다. 그런데 권리의 측면보다 책임의 측면을 고려해보면, 로봇에게 법적으로 사람과 같은 지위, 즉 법인의 지위를 부여해야 할 필요성이 설득력 있게 다가온다. 예를 들어 로봇이 타인의 저작권을 침해하거나 사람의 생명이나 재산에 해를 끼치는 경우, 로봇에게 손해배상의 책임을 지우기 위해서는 로봇이 자산을 보유할 수 있는 지위가 있어야 한다.

3년 전인 2017년, 유럽연합 의회는 로봇이 권리를 가지고 의무를 부담할 수 있도록 전자 인격체electronic personhood로서 지위를 부여해야 한다는 보고서를 채택한 바 있다. 비록 통과되지 못했지만, 우리나라 국회에서도 소위 '로봇 기본법'을 발의해 로봇에게 권리와 의무의 주체가 될 수 있는 전자 인격체 지위를 부여하려고 시도한 적 있었다. 로봇에게 어떤 지위를 줄 수 있을지에 관한 우리 사회의 고민이 어느 정도 진전되었는지를 반영하는 일이었다.

만약 로봇이 법인격을 얻는다면 테슬라 사의 자율주행자동차가 대형 트럭을 보지 못해 낸 사고에 회사의 책임뿐 아니라 자동차 자체에도 책임을 물어야 하는지 따져볼 수 있다. 자율주행자동차의 센서가 장애물을 정확히 인식하지 못해 난 사고가 명백하다면 사고의 원인을 제공한 기업에서 책임을 지면 되지만, 만약 그 원인을 입증하기 어렵다면 어떻게 할 것인가? 그래서 로봇 자체의 책임을 인정해야 한다는 주장이 나오게 된다.

검증된 의사 로봇이 환자의 암세포를 제거하는 수술을 진행하다가 알 수 없는 이유로 비정상적인 작동을 했다거나 오류 메시지를 내면서 작업을 중단했다고 가정해보자. 급히 투입된 외과 의사가 이어서 수술을 완료했지만 수술 후 환자가 영구적인 합병증을 얻게 되었다면, 그 환자는 로봇의 결함을 주장하며 로봇 제조업자

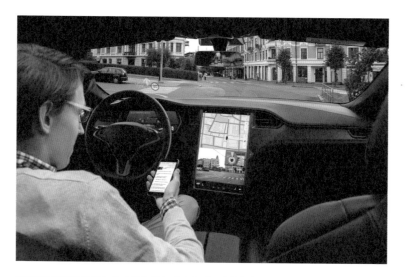

자율주행자동차 내부 모습 운전석에 앉은 사람이 핸들에서 손을 놓은 채 스마트폰을 보지만 자율주행차량은 스스로 도로를 주행하고 있다.

에게 책임을 물을 수 있을까? 환자의 합병증을 일으킨 원인이 로봇의 결함인지, 알고리즘의 결함인지, 외과 의사의 잘못인지, 아니면 외과 의사가 대응을 지연하게 만든 병원의 잘못인지 밝혀내기가 쉽지 않을 것이다.[24] 만약 의사나 로봇 제조업자의 책임을 묻기 어렵다면, 로봇 자체의 책임을 물을 필요가 있지 않을까? 로봇에 의해 사람이 사망하는 사고가 발생하면 로봇 자체를 형사처벌해야 한다는 주장이 나오는 이유가 바로 여기에 있다.

로봇 처벌법

〜〜〜〜〜〜

문제는 로봇을 처벌하는 방법에 관한 것이다. 사람을 공격한 개가 살처분되듯, 심각한 위협을 준 로봇을 사형 즉 폐기 처분하는 방법이 있을 수 있다. 또 다른 형사처벌의 방법으로 로봇의 보유자나 제조업체에 알고리즘이나 데이터의 삭제, 수정, 추가를 명령하는 방법도 있다. 예컨대 자율주행자동차 제조업체에 시속 60km를 초과하지 않도록 알고리즘을 수정할 것을 명령할 수 있다. 로봇의 경우 법원의 명령을 알고리즘이나 데이터에 반영하는 식으로 집행이 기계적으로 이루어지기 때문에 즉각적인 효과를 볼 수 있다.

그러나 로봇의 범죄를 처벌하더라도, 사람과 똑같은 효과는 기대할 수 없다. 로봇은 실수를 후회하거나 처벌을 두려워하지 않기 때문이다. 로봇이 벌금을 낸다고 해서 앞으로 같은 범죄를 저지르지 말아야겠다고 생각하지는 않는다. 사람처럼 재물 욕심을 갖고 벌금 내기를 아까워하지 않는 한, 벌금 부과는 심리적인 억제 효과를 가져오지 못할 것이다. 당장은 로봇에게 직접 책임을 묻기 위해 법인격을 인정하기보다 로봇 제조업자의 책임을 추궁하는 것이 더 효율적이라는 주장에 힘이 실리는 이유이다.[25]

그러나 로봇 제조업자의 책임을 추궁하는 것도 쉬운 일은 아니다. 앞서 언급한 의사 로봇의 예처럼, 로봇을 사용하는 과정에서 사고가 발생했을 때 그 사고에 따른 손해가 로봇의 결함으로 인한 것임을 입증하기 어렵기 때문이다. 결과적으로 현재까지는 로봇 제조업자가 책임보험에 가입하도록 강제하거나 로봇의 결함에 대한 제조업자의 책임을 명시하도록 현행법을 개정해야 한다는 주장이 가장 설득력을 얻고 있다.

로봇은 왜
인간을 차별할까

인공지능의 윤리 문제

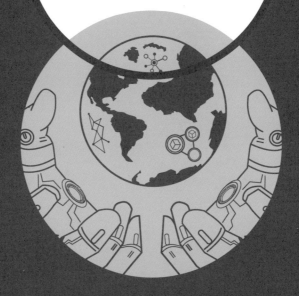

흔히 기악의 꽃을 교향곡이라 한다. 그리고 교향곡 분야에서 가장 큰 업적을 남긴 음악가는 베토벤Ludwig van Beethoven이다. 살아서 총 9개의 교향곡을 작곡한 베토벤은 10번째 교향곡을 완성하지 못하고 세상을 떠났다. 사망 후 겨우 음표 몇 개가 적힌 악보

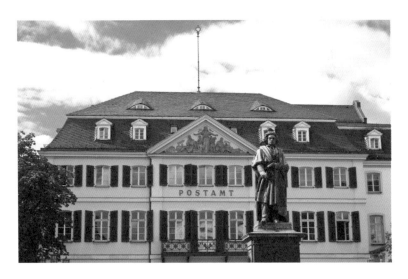

본에 있는 베토벤 동상

스케치가 발견됐을 뿐이었다.

2020년 베토벤 탄생 250주년을 기념해 그가 생전에 내놓지 못한 10번 교향곡을 완성하려는 프로젝트가 진행되고 있다. '베토벤-AI'는 베토벤이 남긴 모든 곡을 학습하고 그의 작곡 스타일을 파악해 10번 교향곡을 완성하도록 설계되었다. 로봇이 완성한 10번 교향곡은 베토벤 축제가 열리는 본에서 발표될 예정이었으나 코로나19 때문인지 정식 발표는 늦어지고 있다.

인공지능은 미래를 알고 있다

베토벤 10번 교향곡의 사례는 인간과 인공지능이 정보를 처리하고 산출하는 과정이 어떻게 다른지를 잘 보여준다. 모르는 이에게는 인공지능이 그저 베토벤이 거친 것과 같은 과정을 거쳐 10번 교향곡을 창작하는 것처럼 보이지만 인공지능은 단지 학습한 데이터의 패턴에 따라서 일정한 결괏값을 냈을 뿐이다. 이미 공개된 베토벤의 모든 곡을 통해 특유의 작곡 스타일을 파악한 뒤 만약 21세기에 베토벤이 살아 있다면 어떻게 10번 교향곡을 창작했을지 예상치를 산출하는 것이다. 이렇게 인공지능은 방대한 데이터 속에서 인간은 알 수 없는 패턴을 찾아내고, 그 패턴에 따라 음악이나 그림을 창작할 수 있다. 같은 방식으로 인공지능은 우리의 미래까지 예측한다. 누가 어떠한 질병에 걸릴지, 혹은 누가 어디에서 범죄를 저지를지까지 알려준다.

미국의 대형 유통업체 타깃Target은 '임신예측지수' 알고리즘을 이용해 소비자의 구매 패턴을 분석하여 임신 가능성을 판단한 뒤 임산부가 필요로 할 법한 상품의 광고를 발송했다. 그 결과 웃지 못할 일이 일어났다. 어느 10대 청소년의 아버지가 딸이 잘못된 임산부 관련 광고를 받았다고 화를 냈다가, 뒤늦게 딸이 실제로 임신했다는 사실을 알게 된 것이다. 타깃의 알고리즘이 아버지보다 먼저 딸의 임신을 예측한 결과였다.

이 같은 맞춤형 광고를 통해 막대한 수익을 올리는 가장 대표적인 기업은 페이스북이다. 페이스북의 인공지능은 이용자의 성별, 인종, 종교는 물론 이용자가 직접 올린 게시물과 '좋아요'를 누른 게시물까지 성향 파악을 위한 데이터로 활용한다. 그리고는 광고주가 원하는 성향의 이용자에게 광고를 내보내 효과를 극대화한다.

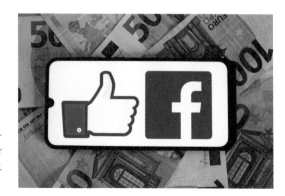

페이스북의 로고 페이스북은 맞춤형 광고를 통해 막대한 수익을 올리는 대표적 기업이다.

무서운 점은 그 효과를 이용하려는 광고주가 기업뿐만이 아니라는 것이다. 페이스북의 이용자 분석과 맞춤형 광고를 가장 잘이용한 광고주 중 하나는 러시아 정부였다. 러시아는 2016년에 열린 미국 대통령 선거 때 인종 차별과 빈부격차를 부각하고 갈등과 대립을 극대화하기 위해 페이스북의 맞춤형 광고를 적극적으로 활용했다.

맞춤형 광고 이외에도 인공지능은 다양한 방식으로 미래를 예측해서 수익을 창출한다. 예컨대, 은행은 인공지능을 이용해 대출 신청자의 미래 능력을 더욱 정확히 예측해 상환 가능성이 떨어지는 사람에게는 대출을 제한하고 상환 가능성이 큰 사람에게만 대출을 허가해줌으로써 수익을 크게 올릴 수 있다.

실수의 책임을 누구에게 물을까

그런데 로봇과 인공지능은 때때로 실수를 저지른다. 인공지능을 구성하는 알고리즘 자체에 오류가 있는 경우에는 완전히 잘못된 결과가 나올 수 있다. 2011년 아마존에서 한 책의 가격이 250억 원에 책정된 사례가 이를 잘 보여준다.

문제가 된 책의 이름은 『파리 : 동물 디자인의 유전학The Making of a Fly: The Genetics of Animal Design』이라는 평범한 과학책이었다. 사건은 이 책을 판매하던 P 업체가 경쟁을 위해 B 업체의 0.9983배로 책 가격을 설정하고, B 업체는 반대로 비교 우위에 있는 자신의 명성을 고려해 P 업체의 1.270589배로 책 가격을 설정하면서 벌어졌다. P 업체와 B 업체 각각이 설정한 값에 따라 아마존의 알고리즘이 책 가격을 계속 갱신한 끝에 결국 10만 원에서 시작한 책 가격은 250억 원까지 치솟았다. 이는 정확히 말하면 인공지능의 실수라기보다는 알고리즘 설계상의 실수였지만, 인공지능은 사람과 달리 아무리 이상한 결과가 도출되어도 의문을 제기하지 않고 정해진 단계만 반복하기 때문에 이런 파국적인 결과에 더 쉽게 이른다.

그런데 이 사례는 로봇과 인공지능이 저지르는 실수 중에서도 아주 가벼운 축에 속한다. 아무리 책 가격이 250억 원으로 오른다고 하더라도 소비자가 그 책을 구매하지 않으면 그만이기 때문이다. 그러나 어떤 실수는 심각한 물질적, 정신적 손해를 초래한다. 이를테면 자율주행자동차 인공지능이 실수하면 어떻게 될까? 사고가 나서 차가 망가질 뿐 아니라 사상자가 발생할 수도 있다. 주식 거래를 하는 인공지능이 실수한다면? 많은 사람에게 막대한 금전적 손해를 입힐 것이다. 어쩌면 사람의 명예를 훼손할 수도 있다. 실제로 2012년에 유명한 사건이 일어났다.

한동안 구글 검색창에 독일의 전 영부인인 베티나 울프Bettina Wulff를 입력하면 자동으로 '베티나 울프 매춘부'라는 문구가 완성됐다. 울프 부인은 문구로 인해 명예훼손을 당했다고 주장했다.

그런데 가해자를 특정하는 문제가 간단하지 않았다.

구글 검색 알고리즘은 이용자들이 가장 많이 입력하는 검색어 데이터를 바탕으로 자동 완성 문구를 추천한다. 그러니까 문제가 된 문구는 구글 측에서 의도적으로 만든 게 아니었다. 검색 알고리즘에 오류가 있었거나 실수가 있었던 것도 아니었다. 이용자들이 해당 문구를 빈번하게 검색했기에, 검색창에 베티나 울프까지 입력하면 알고리즘이 이어질 문구를 예측했을 뿐이었다. 그러니이 문구가 명예훼손이라면, 실질적인 책임은 인공지능의 알고리즘이 아니라 그 검색어를 입력한 수많은 구글 이용자에게 물어야한다. 그런데 사실 개인이 공인을 매춘부라고 부른 사실을 명예훼손의 책임을 질 만한 일로 보기는 쉽지 않다. 이렇게 피해자는 있

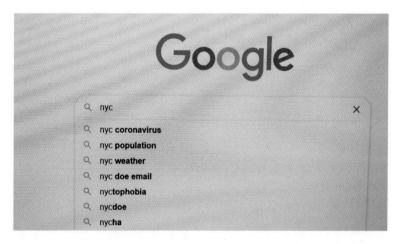

구글의 자동 완성 알고리즘 인터넷 포털 사이트의 검색어 자동 완성 기능은 정보 검색을 쉽게 해주지만 부작용 또한 무시할 수는 없다.

되 가해자가 명확하지 않은 상황에서 구글이 이 문제에 책임을 져야 할지가 쟁점으로 떠올랐다. 과연 법원은 어떻게 판결했을까?

보통 국가별로 명예훼손을 판단하는 기준과 법을 적용하는 방식이 다르다. 미국과 유럽 대륙 사이에는 특히 큰 차이가 있다. 이 사건에서도 미국의 법원은 구글에 아무런 책임이 없다고 보았다. 반면 독일과 프랑스의 법원은 구글에 책임이 있다고 판시했다.[26] 사회가 표현의 자유를 얼마나 중요하게 생각하는지에 따라 판결이 갈린 것이다. 미국에서는 원래부터 표현의 자유에 대한 지지가 두터웠다. 이 판결 역시 자유롭게 새로운 아이디어를 표현할 수 있어야 기술 혁신이 가능하다는 사회의 믿음을 반영한 결과로 볼 수 있다. 이에 반해 유럽에서는 표현의 자유와 그로 인해 일어날 미래 변화의 가능성보다 현재 살아있는 개인의 명예와 사회 질서 유지를 중요하게 생각하고 있음을 알 수 있다.

언젠가 로봇 대법원장이 나올까

미국 연방대법원은 200여 년 전에 설립되어 현재까지 17명의 대법원장을 배출했다. 현 대법원장은 왠지 로봇을 연상시키는 이름의 존 로버츠John G. Roberts Jr.이다. 인공지능이 급속히 발전한 21세기에 처음 선출된 미국 사법부 수장이 존 로버츠라는 사실을 곱씹다 보니, 어쩌면 로봇 판사, 더 나아가 로봇 대법원장까지 등 장할 미래를 암시하는 게 아닐까 실없이 생각한 적이 있다.

미국에서는 인공지능이 범죄 데이터와 피고인의 특징을 종합 적으로 고려해 형량을 정하거나, 죄수의 재범 확률을 계산해 보 석이나 가석방 여부를 결정하기도 했었다. 이미 수년 전부터 뉴 욕과 캘리포니아 등 다수의 주 법원은 컴파스COMPAS: Correctional Offender Management Profiling for Alternative Sanctions라는 범죄 위험 평 가 소프트웨어를 활용해 형량 선고에 도움을 받고 있다. 이 컴파 스는 범죄자가 재범을 저지를 가능성을 수량화해 알려줄 뿐만 아 니라, 교도소에서 어떤 관리와 교정을 받아야 할지 형 집행 방안 까지 제시해준다.

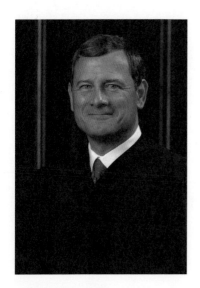

존 로버츠 현 미국 대법원장

그런데 법을 집행하는 입장에 서야 인공지능 소프트웨어가 내 리는 기계적인 판단이 편리하 겠지만, 피고인으로서는 판단의 구체적인 과정이나 정확성에 문 제를 제기하지 못하고 구속된 다면 억울할 수 있다. 다시 말해 피고인이 자신의 형량을 좌우하 는 컴파스의 판단 근거와 판단 과정을 알 수 없다면, 법 집행

절차에서 보장되어야 할 피고인의 방어권이 무력화되는 문제가 발생한다. 그러나 컴파스를 제작하고 공급한 기업은 인공지능 알고리즘이 영업 비밀이기 때문에 판단 내용을 공개할 수 없다고 버텼다.

판사가 재판 과정에서 고려하는 근거 가운데 하나로 컴파스의 판단을 포함하는 것까지는 적법할 수도 있다.[27] 그러나 컴파스가 피고인의 무죄 여부를 비롯해 형량을 최종적으로 결정한다면 헌법상 보장받아야 하는 절차의 적법성을 훼손할 위험이 있다. 현재는 지능형 로봇이 최종 판결을 내리지 않는다. 적법절차 논란을 피하기 위해서이다. 어쨌든 여러 논란에도 불구하고 지능형 로봇이 수많은 범죄 데이터를 분석해 죄수의 재범 가능성을 예측하고 그 예측을 토대로 보석이나 가석방 여부를 결정하는 데에 점점 더 많이 활용되고 있음은 분명하다.

미국의 경찰 역시 인공지능을 적극적으로 활용한다. 2015년 뉴욕 경찰청The New York City Police Department: NYPD은 아자비아Azavea라는 인공지능 기업과 계약해 뉴욕 경찰청의 과거 데이터를 토대로 미래에 발생할 범죄를 예측하는 서비스를 받기로 했다. 이 치안 예측 서비스는 일단 과거의 범죄 데이터를 분석해 해당 시간대에 어느 곳에서 범죄가 발생할지, 소위 '핫스폿'을 판단하고 알려준다. 더 나아가서 누가 범죄를 저지르고 누가 피해자가 될지 예측하기도 한다. 뉴욕과 더불어 총기 사고가 자주 발생하기로 악명

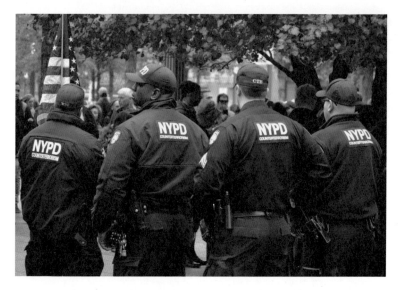

뉴욕 경찰국 경찰들 뉴욕 경찰국은 과거 데이터를 분석해 범죄 발생 가능성이 가장 큰 지역을 알려주는 범죄 예측 인공지능 프로그램을 도입했다.

높은 시카고의 경찰이 인공지능의 도움을 받아 총기 사고의 가해자와 피해자 목록을 예측하기도 했다. 인공지능의 예측과 실제로 발생한 범죄는 놀라울 정도로 상당 부분 일치했다.

로봇 판사의 편견?

우리는 자연스럽게 이러한 의문을 품을 수 있다. 만약 인공지능의 예측과 판단이 인간보다 정확하고 신속하다면 법정에서 로봇이 판결을 내리는 편이 좋지 않을까? 종종 판사 개인의 정치 성향에 따라 구속영장 발부 여부와 판결 내용까지 크게 달라지는 사건이 주목받으면서, 인간 판사를 신뢰하는 정도는 점점 낮아지고 있다. 반면 인공지능은 눈부시게 발전했다. 그렇다면 이제 로봇 판사가 인간 판사보다 더 객관적이고 신뢰할 만하다고 볼 수 있을까? 그렇게 결론 내리기에는 시기상조인 것 같다.

앞에서 언급한 미국 주 법원에서 사용하는 컴파스만 해도 피고인의 인종, 성별, 나이에 따라 차별적인 판단을 내린다는 비판을 받고 있다. 범죄 위험 평가의 결과 또한 실제와 상당히 달랐다. 컴파스가 재범 가능성이 있다고 예측한 피고인 가운데 실제로 다시 범죄를 저지른 사람은 20퍼센트에 불과했다. 특히 백인보다 흑인일 때 오류가 두 배가량 많이 발생했다.[28]

얼굴 인식 알고리즘 역시 아직은 오류가 많다. 이로 인해 개인은 심각한 피해를 본다. 억울하게 체포되어 고통스러운 조사를 받기도 하고, 경찰의 감시 대상 목록에 올라가기도 한다. 미국과 중국의 경우 공항 출·입국 심사에서 얼굴 인식 알고리즘이 엉뚱한 사람을 범죄자로 인식해 통과가 지연된 사례도 많다. 현존하는 대부분의 얼굴 인식 알고리즘이 아시아·아프리카계 인종의 얼굴을 잘못 파악할 확률은 백인 남성의 얼굴을 잘못 파악할 확률보다 100배 높다. 또한 여성을 잘 파악하지 못할 확률 역시 남성보다 훨씬 높다.

2020년 5월 미국 미네소타주에서 일어난 조지 플로이드George Floyd 사망 사건은 이러한 차별이 생명을 위협하는 심각한 문제임을 일깨웠다. 이 사건은 백인 경찰이 흑인 피의자 조지 플로이드를 체포하는 과정에서 수갑을 채워 길바닥에 엎어놓고 약 8분 동안 무릎으로 목을 눌러 제압한 끝에 사망케 한 사건이다. 그동안 경찰이 유독 흑인에게 잔인하고 폭력적이라는 문제가 꾸준히 지적되었던 만큼, 이 사건은 같은 차별을 야기하는 얼굴 인식 알고리즘 역시 억울한 흑인 피해자를 만들고 있다는 여론에 크게 힘을 실었다. 이 사건을 계기로 아마존을 비롯한 기업들은 미국 경찰과 정부에 더이상 얼굴 인식 프로그램을 제공하지 않겠다고 발표했다.

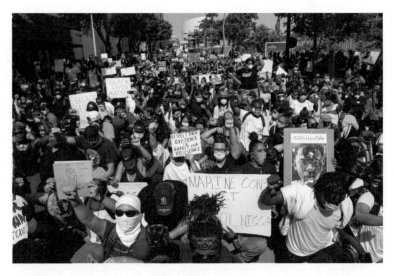

조지 플로이드 사망에 분노해 거리로 나온 미국 시민들 조지 플로이드 사망 사건은 미국 전역에서 '흑인의 생명도 중요하다(Black lives matter)' 시위를 촉발했다.

편견이 발생하는 이유

~~~~~

왜 사람도 아닌 인공지능의 편견이 이토록 심각할까? 바로 인공지능의 알고리즘을 만들어낸 데이터가 애초에 오염되어 있었기 때문이다. 인공지능이 학습한 데이터는 부유하고 멋진 사람을 대부분 백인 남성의 모습으로, 가난과 범죄는 대부분 흑인과 여성 등 소수자에게 연결 짓고 있었다. 즉 알고리즘이 보여주는 문제는 이미 그 사회가 갖고 있던 편견을 그대로 반영한 결과였다.

우리가 그동안 해온 일들이 데이터가 된다. 예컨대, 이제까지 경찰이 지역, 인종, 성별, 직업과 관련해 편견을 갖고 교통 단속부터 마약 수사, 검문 검색과 피의자 체포 등을 수행해왔기 때문에 경찰의 데이터를 학습한 인공지능도 데이터 속에 숨은 편견과 차별을 그대로 확대 재생산할 수밖에 없다.•

최근 우리나라에서도 지능형 챗봇 '이루다'가 잘못된 데이터 학습 과정 때문에 사회적 물의를 일으켰다. 스캐터랩이라는 스타트업에서 2020년 말 출시한 이루다는 10대와 20대 이용자들에게 큰 주목을 받으며 출시 3주 만에 80만 명을 유인했다. 그러나 이루다는 성소수자, 흑인, 장애인과 같은 사회적 약자를 향한 혐오

• 2015년 미국 시민자유연합Amrican Civil Liberties Union: ACLU의 조사보고서에 의하면, 시카고경찰청CPD에 의한 검문검색의 상당수가 불법적인 것으로 밝혀졌고, 흑인에 대한 불법적인 검문검색이 백인보다 훨씬 더 많았다.

발언을 스스럼없이 쏟아냈다. "레즈비언을 어떻게 생각하냐"고 질문하면 "진짜 싫다"거나 "질 떨어져 보인다" 등의 반응을 보였고, "흑인을 어떻게 생각하냐"는 질문에는 "흑인은 오바마(버락 오바마 전 미국 대통령)급 아니면 싫어"라고 대답했다. 이 혐오 발언은 모두 이루다가 학습한 데이터 때문이었다. 수년 전 스캐터랩은 감정을 분석해주는 앱을 통해 100억 건에 이르는 실제 연인들의 카카오톡 대화를 수집했고 이를 인공지능 학습에 이용했다. 이루다는 그 대화 속에 고스란히 담겨있는 인간의 편견을 충실히 학습해서 혐오 발언을 생산해낸 것뿐이었다.

아이가 어른의 언행을 보고 배우는 것처럼, 로봇 역시 우리의 생각과 행동을 그대로 배워서 반복한다. 로봇은 의식적으로든 무

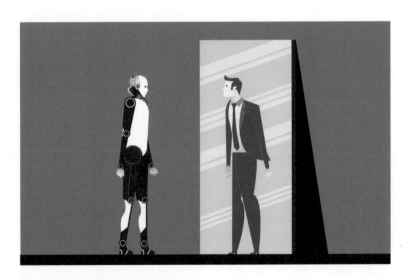

인간이 가진 편견을 거울처럼 반영하는 로봇

의식적으로든 그동안 우리가 직시하지 않으려 했던 우리 안의 편견과 차별을 거울처럼 명료하게 비춰준다.

공교롭게도 이루다가 출시된 날은 대통령 직속 4차 산업혁명위원회가 '국가 AI 윤리 기준'을 확정한 날이기도 하다. 로봇의 편견과 차별을 방지할 필요에는 어느 정도 사회적 합의가 이루어졌다. 사회적 윤리기준을 준수하기 위해서 로봇이 학습할 데이터가 필터링되어야 한다는 점에 대해서도 누구나 고개를 끄덕인다. 하지만 로봇이 발전할수록 로봇이 학습하는 데이터는 결국 인간의 편견을 더욱 선명하게 드러낼 것이다.

로봇의 편견과 차별 문제를 해결하려는 노력은 우리 자신의 편견과 차별을 없애기 위한 노력과 함께 가야 한다. 우리 안의 편견과 차별을 그대로 놔둔 채 로봇의 알고리즘이 문제를 간편히 해결해줄 거라고 기대할 수는 없다.

로봇에 의한 차별의 풍경

인공지능의 편견이 끼치는 영향력은 수사 과정이나 형사재판 같은 영역에만 한정되지 않는다. 대학 입학부터 졸업 후 취직, 직장 내 승진, 대출 승인 여부, 질병 진단 등 점점 더 많은 인생의 중요한 결정들이 인공지능의 판단과 예측으로 좌우될 것이다. 이미 인터넷 검색, 방문, 클릭과 같이 우리의 성향을 반영한 데이터의 편향성이 문제를 일으킨 지 오래다.

페이스북의 맞춤형 광고만 해도 광고주에게는 효율적이지만 이용자의 인종, 지역, 종교에 따른 차별을 전제로 한다. 특히 주택임대차, 직원 채용, 금융 등의 영역에서 정보 격차를 부추겼다. 예전에는 페이스북에서 주택을 가진 사람이나 기업이 광고를 낼 때 인종, 지역, 학군, 나이, 성별에 따라 광고 대상을 특정하거나 제한할 수 있었다. 광고주가 가진 편견 때문에 흑인이나 빈곤 지역 주민들은 광고를 접하지 못하고 집과 직장을 구할 때 차별을 받아야 했다.

미국의 주택도시개발부 장관은 인터넷에서 주택 광고에 접근할 기회를 편견으로 제한하는 것은 "주택을 보려고 찾아온 사람의 바로 앞에서 문을 쾅 닫아버리는 것과 마찬가지"라면서 페이스북을 '주택법' 위반으로 기소했다. 결국 페이스북이 광고에서의 차별적 요소를 배제하겠다고 발표하며 사건은 일단락되었다. 하지만 필연적으로 차별의 여지를 내포하는 맞춤형 광고가 존재하는 한 앞으로도 법과 기술의 숨바꼭질은 계속될 것이다.

아마존 역시 부당한 차별을 해왔던 것으로 밝혀졌다. 아마존은 인공지능이 창고 정리와 가격 책정뿐만 아니라 직원 채용에서도 일을 대신해주길 원했다. 마치 상품을 구매한 사람들이 만족도를 평가하듯, 아마존은 지원자들의 서류를 분석해 객관적인 점수를 부여하는 인공지능을 설계해 활용했다. 그러나 그 인공지능은 결과적으로 여성보다 남성 지원자에게 더 높은 점수를 부여하는 차별을 낳았다. 이 역시 학습한 데이터가 이미 편향되어 있었기 때문이다. 실리콘밸리의 다른 첨단기업과 마찬가지로, 이제까지 아마존에 채용된 직원은 남성이 압도적으로 많았다. 때문에 인공지능은 여자 대학이나 여성 취미 클럽 같은 단어가 포함된 지원 서류에 낮은 점수를 부여했다. 인공지능은 지난 10년간 아마존이 직원을 채용한 패턴을 학습했던 것뿐이었다.

아마존 인공지능의 알고리즘은 결과적으로 인종과 소득에 따른 차별을 초래하기도 했다. 아마존은 연회비 99달러의 프라임 서비스 회원 수를 늘리기 위해 대도시에서 당일배송 서비스를 제공했는데, 대도시에서도 흑인과 저소득층이 주로 거주하는 곳은 제외였다. 예컨대, 보스턴은 당일배송 서비스가 가능한 도시였지만 록

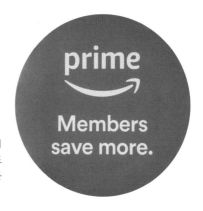

아마존의 프라임 회원 광고 아마존의 프라임 회원 서비스는 같은 비용을 지불한 이용자임에도 불구하고 거주 지역에 따라 당일배송 서비스를 제공하지 않아 논란을 낳았다.

스베리Roxbury라는 지역만은 예외였다. 보스턴 중앙에 도넛 구멍처럼 자리한 록스베리는 흑인들이 압도적으로 많이 사는 지역이다. 그러니까 록스베리에 사는 수많은 흑인은 99달러를 낸 프라임 회원이라도 서비스를 받지 못하고 차별을 받았다. 문제가 제기되자 아마존은 프라임 회원이 많이 몰려 있는 지역 우선으로 당일 배송을 시행하는 알고리즘을 채택한 결과였으며, 데이터 분석에 따른 효율적인 경영일 뿐이라고 변명했다. 그러나 아마존은 인종과 주거 지역에 따른 소득 격차를 유통 서비스 분야의 차별로까지 확대한다는 비난을 피할 수 없었다.

인공지능이 효율성을 좇아 내놓은 차별적인 결과를 어떻게 봐야 할까? 의도하지 않은 로봇의 냉정한 판단이 경제적 약자에게 더욱 가혹한 차별을 초래하는 윤리적 문제는 유통업뿐만 아니라 다른 모든 영역에서 똑같이 발생할 수 있다.[29] 예를 들어 부유한 사람과 가난한 사람이 똑같은 금액의 대출을 받으려고 할 때, 로봇 상담원은 가난한 사람에게 더 높은 대출 이자율을 제시할 가능성이 크다. 자율주행자동차를 운전하는 로봇은 같은 위험도라면 나이 많은 사람과 젊은 사람 중에 손해배상액을 줄이기 위해 나이 많은 사람과의 충돌을 선택할 것이다. 어쩌면 극히 합리적이라 할 수 있는 로봇의 판단은 자본주의 체제의 잔인성을 되돌아보게 만든다.

바가지요금의 책임은 누구에게 물어야 할까

~~~~~~~

상품과 서비스의 가격을 일일이 사람이 산정했던 옛날과 다르게 로봇 시대에는 인공지능의 알고리즘이 가격을 결정하고 수시로 변경한다. 과거 시장에서 가장 흥정을 잘하기로 소문난 장사꾼보다 더 정교하고 더 신속하게 소비자 맞춤 가격을 산출하고 제시한다.

지금 아마존이나 쿠팡에서 판매 중인 상품의 가격은 하루에도 여러 번 바뀐다. 이는 전자상거래 기업의 로봇들이 24시간 쉬지 않고 경쟁사 가격, 소비자 검색 동향, 상품 평가 등의 데이터를 수집하고 분석해서 상품 가격을 결정하기 때문에 가능한 일이다. 그 결정 기준 역시 해당 기업의 전략이 시장점유율을 높이려는 것인지 혹은 이익을 극대화하려는 것인지에 따라 계속 달라진다. 그렇게 인공지능 알고리즘은 목표에 들어맞는 최적의 가격을 수시로 조정한다. 그러니 사람이 일일이 수동으로 가격표를 붙이는 기존 유통업체는 아마존과 쿠팡 같은 첨단기업의 경쟁 상대조차 될 수 없다. 미국의 백화점식 대형 유통업체 시어스Sears가 점포를 대폭 줄이고 파산 위기에 몰린 것은 로봇 시대의 당연한 귀결이기도 하다.

그러나 이 가격 결정에도 다소 복잡한 윤리적 문제가 발생한다. 숙박시설 예약과 여행 상품을 판매하는 쇼핑 사이트에서 고가의 단말기인 아이패드로 접속하는 이용자에게는 높은 가격을, 오래

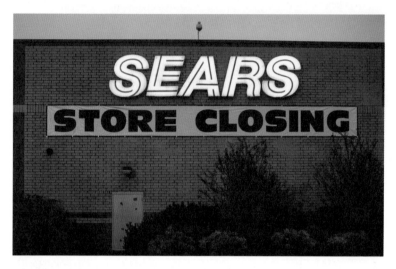

전통 유통업체 시어스 기존의 오프라인 대형 유통기업들이 인공지능을 적극적으로 활용하는 기업들과의 경쟁에서 밀려 쇠퇴하고 있다.

된 기종의 데스크톱 컴퓨터로 접속한 이용자에게는 저렴한 가격을 제시하는 것은 정당할까?[30]

우버Uber는 전 세계 사람들이 이동하는 방식을 혁신한 승차 공유 서비스이다. 그런데 우버의 알고리즘은 출퇴근 시간대나 이용자 휴대전화의 배터리가 바닥일 때 평소보다 비싼 요금을 책정한다. 휴대전화를 절전 모드로 전환했을 때는 승차자가 절박한 상태라고 판단하고 높은 요금을 부과하는 것이다.[31] 이를 택시의 심야 할증처럼 공급과 수요에 따라 가격을 산정하는 합리적인 영업으로 볼 수 있을까? 아니면 소비자에게 손해를 끼치는 불공정하고 불법적인 영업으로 보고 규제하거나 처벌해야 할까?

자신의 단말기나 심리 상태에 따라 가격이 다르게 책정된다는 사실을 알면 많은 이들이 불쾌해한다. 대부분은 교묘한 인공지능 알고리즘에 비난의 화살을 돌리기 마련이다. 그런데 우버의 바가지요금과 관련해 한 가지 충격적인 사실이 공개되었다. 출퇴근 시간대에 평소의 8배까지 요금이 올라갔던 배경에 우버 운전사들의 집단행동이 있었다는 사실이다. 가격 결정 알고리즘의 원리를 파악한 운전사들이 승차 요금을 올리기 위해 출퇴근 시간대에 동시에 우버 앱을 잠시 끄면, 차를 타려는 수요는 폭증하는데 공급은 일시적으로 급감하면서 수요·공급 원리에 따라 요금이 8배까지 치솟는다.

　미국에서 우버를 이용했던 한 승객은 이렇게 출퇴근 시간대에 평소의 8배에 해당하는 요금을 받는 게 공정거래법 위반에 해당하는 가격 담합이라며 우버와 운전자를 상대로 소송을 제기했다. 우버 운전자들은 이에 맞서 자신들이 가격을 정하거나 합의할 지위가 아니라고 반론했고, 우버 회사 역시 알고리즘이 기계적으로 요금을 산정할 뿐이라며 책임이 없다고 변명했다. 그러나 이 사건을 맡은 뉴욕 남부지방법원은 이런 주장을 받아들이지 않았고, 우버가 소위 '바큇살Hub-and-Spoke 담합'을 저질렀다고 판단했다. 바큇살 담합이란 두 명 이상의 당사자가 서로 직접 소통하지 않아도 자전거 바큇살이 중심축으로 모이듯 공동의 제삼자에 연결되어 이루어지는 담합을 말한다.

법원은 우버 운전사들이 알고리즘이라는 중심축으로 연결되어 있고, 우버의 가격 산정 알고리즘을 이용해 의도적으로 요금을 비싸게 청구하는 담합을 했다고 본 것이다.[32] 우버는 이 판결을 받아들이지 않고 고등법원

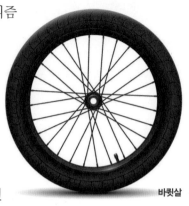

바큇살

에 항소했다. 고등법원은 이용약관에 규정된 조항에 따라서 중재로 해결해야 한다고 결론 내렸다. 이 사건은 결국 공정거래법 위반 여부에 관한 법원의 최종 판결을 받지 못했지만, 알고리즘에 의한 가격 결정도 담합에 해당할 수 있다는 가능성을 명백히 보여줬다.

"햇빛은 최고의 살균제이다"

로봇과 인공지능은 절대 완벽하지 않다. 인간과 똑같이 편견도 가지고 있으며 차별과 실수를 저지르기도 한다. 그로 인한 피해 규모는 인간에 비해 상상을 초월하는 수준이다. 혹시 모를 피해를 방지하고 또 피해를 줄여가기 위해 로봇 시대에 가장 요청되는 가치는 무엇일까? 바로 알고리즘의 투명성이다.

미래 인공지능 로봇을 이용하려는 기업은 소비자를 보호하기 위해, 정부는 민주주의 질서를 유지하기 위해 알고리즘의 투명성을 확보해야 한다는 핵심 과제를 안았다. 정부의 투명성이 공정한 사회를 만드는 필수 조건인 것처럼 인공지능의 운영이 투명해야만 사회의 신뢰를 얻을 수 있다. 브랜다이스Louis Brandeis 대법관이 말한 것처럼 "햇빛은 최고의 살균제"이다.[33] 정부가 무엇을 하고 왜 그것을 하는지가 유리 어항처럼 투명fishbowl transparency해야, 국민이 감시와 선택을 통해 진정한 민주주의를 실현할 수 있다. 정부의 투명성은 공직자들이 사리사욕을 멀리하고 정직하게 업무를 수행하도록 유인하기도 한다.

사실 현행법상으로 알고리즘의 투명성을 요구할 근거가 아예 없지는 않다. 대부분의 선진국은 정부의 투명성을 위해 법적으로 국민의 정보공개청구권을 보장한다. 우리나라 역시 국민이라면 언제든지 공공 기관이 소유한 정보를 공개하라고 청구할 수 있다. 다만, 그러잖아도 복잡한 인공지능 알고리즘에 관해 어느 정도로 정보를 요구할 수 있는지 구체적으로 들어가면 정답을 찾기 쉽지 않다.

인공지능의 편견과 차별, 실수 등을 막기 위한 또 다른 방책으로 미국에서는 '알고리즘 책임법The Algorithmic Accountability Act' 논의가 등장했다. 만약 이 법안이 통과하면 연방거래위원회Federal Trade Commission: FTC는 지능형 로봇과 같이 고도로 민감한 자동화

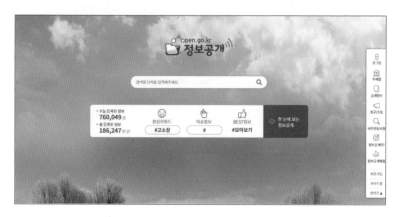

국민과의 투명한 소통을 목적으로 만들어진 정부의 정보공개포털 건강, 경제, 교육, 일자리, 복지, 여가, 주택 등 공공 기관의 정보를 주제별로 제공하고 있으며 행정 서비스와 관련한 도움을 받을 수 있다.

시스템을 평가하기 위한 규칙을 마련해야 한다. 연간 약 6백억 원 (5천만 달러) 이상 매출을 올리는 기업, 1백만 이상의 사람 또는 장치 정보를 관리하는 기업, 소비자 정보를 사고파는 데이터 거래 기업에 이 규칙이 적용된다. 이 알고리즘 책임법이 통과되면 기업들은 자사의 자동화 시스템을 이루는 알고리즘이 편견을 가지거나 차별적이진 않은지, 개인정보를 침해하지 않는지 스스로 검사해야 한다. 그러나 법이 통과되더라도 일반 사람이 알고리즘의 구체적인 작동 방식을 어느 정도까지 이해하고 기업과 정부에 검사 정보를 요구할 수 있을지는 여전히 해결되지 않은 의문이다.

이 문제를 해결하기 위한 또 다른 시도로 유럽연합이 2018년에 제정한 「데이터 보호 규칙General Data Protection Regulation: GDPR」이 있다. 이 규칙은 투명성의 원칙을 규정하면서 인공지능 알고리즘의 개인정보 분석 과정에 대한 '설명 요구권'을 포함한다. 이에 따르면 로봇이 내리는 자동화된 결정과 판단으로 인해 영향을 받는 사람은 누구나 관련된 의미 있는 정보를 요구할 수 있다. 이 권리를 보장받기 위해 개인정보를 처리하는 기업이나 정부는 소비자 또는 국민에게 의견을 제출하거나 결정을 수정할 기회를 마련해야 한다.[34] 그러나 이 규칙 역시 투명성을 강력히 강조했다는 점에서는 긍정적이지만, 소비자가 어느 정도까지 구체적인 정보를 요구할 수 있는지는 불명확하다. 개인이 아무리 인공지능 알고리즘의 분석 과정과 의사결정 방식에 관해 설명을 요구하더라도, 기업은 추상적으로 설명하는 데에 그치고 구체적인 정보는 영업 비밀을 핑계로 공개하지 않는 경우가 많기 때문에 근본적인 문제는 해결되지 않을 수 있다.

인공지능에도 식약처가 필요하다

넓게 보면 인공지능에 의한 범죄 예측과 경찰견에 의한 마약 적발은 그 판단 과정을 일반 사람이 알기 어렵다는 점에서 비슷하다. 인공지능이 어떤 데이터에 근거해 어떤 논리로 결론에 도달하는지를 사람이 이해하기 어려운 것처럼, 마약을 적발하는 개의 정보 처리 과정 역시 블랙박스처럼 깜깜하다. 그러나 우리는 마약

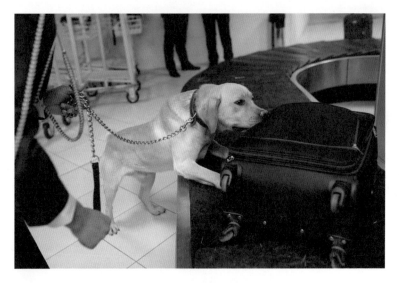

수화물의 냄새를 맡아보는 마약 탐지견 마약 탐지견의 머릿속을 들여다볼 수는 없지만, 결과는 신뢰
할 수는 있다.

탐지견의 머릿속을 들여다보지 못해도 결과는 신뢰할 수 있다. 이
들이 공인된 훈련을 성공적으로 마쳤기 때문이다.

이처럼 일반 사람들이 당장은 인공지능의 결정 과정을 이해하
기 어렵다면, 그 대안으로 인공지능에게 공인된 훈련 과정을 마련
하는 방법이 있다. 마치 제약 회사가 약을 만들어 판매하려면 미
리 식품의약품안전처(식약처)에 안전성과 유효성에 관한 임상 시험
자료를 제출하고 심사를 받는 것과 같은 식이다. 실제로 현재 지
능형 로봇 의료기기는 식약처 심사를 받아 출시된다.

인공지능은 제약 기술과 마찬가지로 국민의 생명과 자유, 그리
고 재산에 엄청난 영향을 미칠 것이다. 새로운 기술이 낳을 끔찍

한 사태를 우려하는 데 그치지 말고 예방하기 위해 로봇이 제작되고 판매되기 전에 평가나 심사를 받을 수 있는 공신력 있는 전문 기구나 공공 기관을 마련해야 하지 않을까.

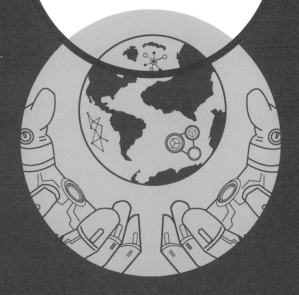

Q6

'빅 브라더'로부터
벗어날 수 있을까

데이터 생산과 프라이버시

인공지능 로봇은 매일 우리를 지켜보고 있다. 우리의 인터넷 활동은 물론, 곳곳에서 우리 일상을 수집하고 데이터화하여 학습하는 데 활용한다.

의도적으로 친근하게 디자인된 둥근 청소 로봇과 귀여운 인공지능 스피커는 조용히 우리를 감시하고 우리가 아무런 저항 없이 값진 개인정보를 넘기게 만든다. 실제로 미국 가정용 청소 로봇 룸바Roomba의 사용자 대상으로 설문조사를 한 결과 응답자

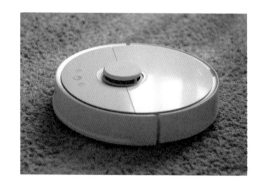

집안 곳곳을 누비는 청소 로봇

과반수가 청소 로봇에게 이름을 붙여주고 그들의 성별을 구분했는데, 이는 반려동물을 대하는 사람의 태도를 연상시켰다.³⁵ 그 마음은 안타깝지만, 개인의 사생활이라는 관점에서 생각하면 소셜 로봇social robots과 가전 로봇domestic robots은 모두 우리를 돕는 로봇인 동시에 기업이 보낸 스파이기도 하다. 이제 우리는 스파이와 함께 생활하고 있는 셈이다.

프라이버시 보호의 탄생

사생활을 침해받지 않을 권리, 영어로 프라이버시Privacy는 서양에서도 법적인 근거가 생긴 지 100여 년밖에 안 되는 짧은 역사를 갖고 있다. 사적인 공간에서 생기는 비밀을 권리로 보호받을 수 있다는 주장은 겨우 19세기 말이 되어서야 등장했다. 오늘날 프라이버시를 가장 강조하는 나라 중 하나인 미국에서도 1974년이 되어서야 비로소 프라이버시를 보호하기 위한 연방법The Privacy Act이 제정되었다. 그 시작도 일반인의 프라이버시를 위해서가 아니었다. 공화당 소속 닉슨Richard Nixon 대통령이 민주당 당사를 도청해서 연임에 성공했다가 탄핵 위기에 몰려 사임하는 정치적 사건을 계기로 제정된 것이었다.

이렇듯 프라이버시의 역사는 짧지만, 그 개념과 법적인 기준은

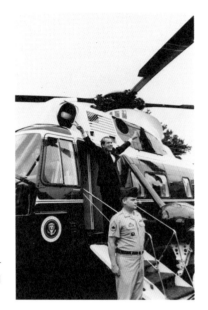

대통령직을 사임하는 리처드 닉슨 닉슨 전 미국 대통령의 워터게이트 사건을 계기로 최초의 프라이버시 법안이 제정되었다.

시대에 따라 많이 변화해왔다. 프라이버시는 모든 이가 집처럼 편안히 쉴 수 있는 사적 공간에서 누리는 자유를 다른 사람에게서 함부로 침해받으면 안 된다는 생각에서 출발했다. 이렇듯 20세기 초에는 비밀을 지킨다는 소극적인 권리였지만 인터넷이 널리 보급되면서 커다란 변화를 겪었다.

인터넷상에서는 중요한 개인정보를 적극적으로 제공해야만 서비스를 이용할 수 있다. 특히 휴대전화는 물론이고 집안의 TV와 청소기, 에어컨까지 모든 가전이 인터넷으로 연결된 21세기에, 우리의 프라이버시는 더 이상 소극적인 개념에 머물 수만은 없다. 사물인터넷Internet of things: IOT이라는 놀라운 환경을 누리기 위해 우리는 기꺼이 사적 정보와 비밀을 제공하고 있다.

프라이버시에 대한 욕구는 인간의 본능이지만, 사실 인류의 역사를 돌이켜보면 인간은 언제든지 부와 명예 또는 편익을 위해서 스스로 그 욕구를 포기하기도 한다. 프라이버시를 법적인 권리로 보호한 이후에도 마찬가지였다. 2015년 미국의 통신사 AT&T는 매월 30달러의 추가 이용료를 내면 가입자가 입력한 검색어나 방문한 사이트 같은 개인정보가 맞춤형 광고에 이용되지 않도록 보장하는 프리미엄 서비스를 제공했다. 그러나 서비스에 가입한 이용자는 거의 없었다. 인터넷상의 프라이버시보다 매월 30달러가 더 가치 있다고 판단한 사람들이 훨씬 많았던 것이다.

24시간 열려 있는 우리의 정보

벌써 10여 년 전부터 구글은 이용자가 건강 정보를 입력하면 인터넷상으로 의료 상담을 제공하고 있다. 구글의 창업자 래리 페이지Larry Page는 건강 정보가 모두 익명으로 저장된다고 공언했지만 적어도 그 데이터가 구글의 인공지능을 발전시키기 위한 데이터로 쓰일 거라는 점에는 의문의 여지가 없다.

앞서 언급한 미국의 청소 로봇 룸바도 마찬가지다. 룸바는 집 전체를 바퀴벌레처럼 기어 다니면서 구석구석을 촬영한다. 장애물이 무엇인지 파악하기 위해서다. 그런데 그 과정에서 집 구조뿐 아니라 침대, 소파, 책상 등 가구까지 모두 촬영하고 고스란히 서버로 전송한다. 그렇게 룸바가 수집한 이미지는 상업적으로 활용되는 건 물론, 영장을 가진 경찰이 피의자의 주거지에 진입하기 전 집 구조를 파악하기 위한 자료로써 활용되기도 했다.[36]

인공지능 스피커 역시 청소 로봇만큼 현재 많은 사람의 일상에 침투해 있다. 네이버 클로바, 카카오 미니를 비롯해 아마존 알렉사, 구글 어시스턴트 등 인공지능 스피커를 이용하면 인터넷에 연결된 TV, 에어컨, 청소 로봇과 같은 가전제품을 만능 리모컨을 쓰듯 말 한마디로 조종할 수 있다. 게다가 리모컨 이상으로 우리 일을 대신해주기도 한다. 아침에 일어나 인공지능 스피커에 "좋은 아

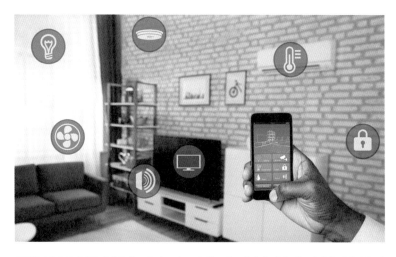

사물인터넷에 둘러싸인 가정집 사물과 사물이 소통하는 사물인터넷 서비스는 일상에 편리함을 가져다주지만 개인의 움직임 하나하나를 기업에 전달한다.

침"이라 말하면 오늘 날씨와 예정된 일정을 브리핑해주고 중요한 아침 뉴스를 요약해 전달해준다. 그 외에도 책을 읽어주고, 자장가를 불러주고, 배달 음식을 주문해주고, 지식을 물어보면 검색해서 답을 알려주기도 한다.

이런 인공지능의 기능을 이용하면서도 언제나 마음 한편에 걸리는 것이 있다. 인공지능 스피커가 우리의 말을 듣고 우리를 도와주기 위해 계속 귀를 열어둔다는 사실이다. 인공지능 스피커와 나눈 모든 이야기가 매분 단위로 서버에 저장되고 있다는 점 역시 마찬가지다. 실제로 미국에서 일어난 한 살인 사건에서 경찰이 인공지능 스피커가 서버에 전송한 피고인과 피해자의 음성을 수사에 활용하기도 했다.

청소 로봇이든, 인공지능 스피커든, 로봇이 수집하는 목소리와 이미지는 모두 개인정보에 해당한다. 보통은 이용자의 동의를 얻은 후 수집된다. 이를테면 알렉사Alexa를 사용하기 위해 동의해야 하는 이용자 약관에는, "귀하는 귀하가 알렉사와 나눈 대화를 아마존이 수집하고 클라우드 서버에 저장해 관리하면서 주문을 처리하고 추가적인 서비스(예컨대 음성의 문자 변환 및 문자의 음성 변환 서비스) 개발에 활용하는 데에 동의한다"는 항목이 있다. 그러나 이용자는 스스로 이 약관에 동의했다는 사실을 잘 모르거나 알더라도 대화 내용이 얼마나 보관되는지, 구체적으로 어떤 추가 서비스 개발에 활용되는지 전혀 알지 못한다.[37]

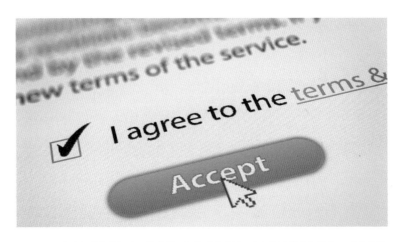

개인정보 약관 화면 약관에 무심코 동의하는 순간 개인정보는 유출될 위험에 놓인다. 그러나 동의하지 않으면 서비스를 이용할 수 없기 때문에 유출의 위험을 알면서도 어쩔 수 없이 약관에 동의할 수밖에 없다.

개인정보 수집 동의의 영향은 점점 더 커질 수밖에 없다. 앞으로 우리는 더욱더 많은 개인 데이터를 숨 쉬듯 생산할 예정이기 때문이다. 이미 인공지능 스피커처럼 우리 바로 옆에 있는 로봇을 통해, 내비게이션과 자율주행자동차의 기록을 통해, 한 몸처럼 동기화된 휴대전화와 노트북 이용 패턴을 통해 수많은 개인 데이터가 만들어지는 중이다.

우리의 데이터를 보유한 기업도 점점 다양해진다. 통신 사업자, 내비게이션 사업자, 자동차 제조업자, 포털 사업자 등 다양한 기업이 제각각 우리의 자동차 운행 시간, 이동 경로, 방문지, 선호하는 음악과 콘텐츠, 방문한 웹사이트 등 다양한 개인정보를 갖고 활용한다.

로봇 활용이 필수가 된 일상에서 우리가 개인정보 수집에 거절할 자유는 없다고 봐도 무방하다. 수많은 기업에서 나의 데이터를 수집·관리한다는 사실이 마음에 들지 않아 개인정보 수집 약관에 동의하지 않으면 아예 서비스 자체를 이용할 수 없기 때문이다. 로봇이 많아질수록 점점 다양한 개인정보가 많이 데이터화되지만, 동시에 강제된 동의도 늘어나는 것이다. 서비스 제공자들은 이용자가 구체적인 내용도 모른 채 한 번 클릭한 것으로 개인정보의 수집에 동의하는 계약이 체결되었다고 주장한다. 이런 주장을 인정한다 하더라도 계약이 한쪽에 지나치게 불리하고 불공정하다면 과연 그것을 유효한 계약이라 할 수 있을지 의문이다.

혐오 발언으로 물의를 빚은 인공지능 챗봇 '이루다'는 무심코 실행한 클릭이 심각한 개인정보 유출로 이어질 수 있다는 문제 역시 드러냈다. 이루다는 이용자와 대화 도중 누군가의 실제 주소와 계좌번호 정보를 서슴없이 공개했다. 학습에 이용한 100억 건의 카카오톡 대화 속에 포함되어 있던 개인정보를 그대로 이용자에게 전달한 것이다. 개발사는 카카오톡 대화를 수집, 활용할 수 있도록 개인정보 이용동의를 받았다고 주장하지만, 개인정보 유출 피해를 당한 카카오톡 대화의 당사자들은 다른 서비스에서 실행한 한 번의 클릭이 어떻게 이루다까지 예상하고 동의한다는 의미냐고 법적 공방을 벌였다.

점점 더 많은 서비스 인력이 인공지능 로봇으로 대체되는 상황에서 개인정보를 제공하는 문제는 당장 중요한 프라이버시 문제

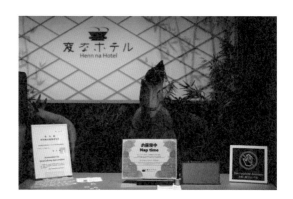

이상한 호텔 프런트에서
체크인을 담당하는 공룡
로봇

로 연결된다. 이를테면 일본 나가사키에 있는 '이상한 호텔変なホテ
ル'에서는 여성의 외관을 한 휴머노이드 로봇과 나비넥타이를 착
용한 공룡 로봇이 프런트에서 체크인을 담당한다. 짐은 포터porter
로봇이 나르고 청소는 청소 로봇이 한다. 이렇게 모든 일을 로봇
이 하면 마치 무인호텔처럼 이용객의 프라이버시가 철저히 보호
될 것 같지만 사실은 그 반대다. 모든 정보가 서버에 저장되기 때
문에 오히려 프라이버시가 침해될 가능성은 더 커진다. 만약 모든
호텔이 로봇 운영으로 바뀌게 되면, 과연 우리의 프라이버시는 안
전할 수 있을까?

개인정보 독점, 민주주의를 위협하다

당연한 사실이지만 개인정보를 잘못된 목적으로 아무 데나 쓰

면 개인의 자유와 생명, 재산이 침해될 위험이 있다. 기업에 부당한 수익을 안겨줄 수도 있고, 더 나아가면 민주주의의 기본 질서를 무너뜨리는 데까지 이를 수 있다. 특히나 이제는 유권자들 스스로 동영상을 만들고 공유하면서 여론을 형성하는 '비디오 데모크라시Video Democracy'의 시대이기도 하다. 이를 악용하고자 하는 세력은 개인정보를 이용한 추천 영상과 맞춤형 광고를 통해 의도적으로 여론을 조작하고, 민주주의의 기반을 무너뜨릴 수 있다. 러시아 정보기관이 2016년 미국 대통령 선거에 개입한 사건이 가장 대표적인 예다.

러시아는 미국 대통령 선거 결과에 개입하기 위해 영국의 디지털 성향 분석 기업 CA, 즉 케임브리지 애널리티카Cambridge Analytica의 도움을 받았다. CA는 페이스북 이용자들에게 '당신의 디지털 인생This is your digital life'이라는 심리 분석 앱을 제공하면서 개인정보 수집 및 이용에 관한 동의를 받았다. CA는 더 나아가 120개의 설문에 답하는 앱 이용자들에게 2~4달러의 보상금을 제공하며 이용자 성향 분석에 필요한 기초 데이터를 수집했다. 그리고 이 데이터를 토대로 이용자의 친구까지 포함한 8천7백만 명의 디지털 활동 패턴을 파악했다.

도널드 트럼프Donald Trump 대통령 당선 후 백악관 전략 수석에 오른 스티브 배넌Steve Bannon과 러시아 정보원들은 CA가 수집한 성향 분석 자료를 활용해 유권자에게 맞춤형 정치 광고를 내보냈다. 그런데 실제로 CA가 심리 분석 앱을 통해 개인정보의 수집 및 이용에 관한 동의를 받은 사람은 불과 수십만 명에 불과했다. 즉 나머지 수천만 명의 사람은 개인정보 수집에 동의한 적이 없었고 당연히 제삼자가 자신의 개인정보를 정치적 목적으로 이용하도록 동의한 바도 없었다.

이 사건으로 페이스북은 맞춤형 광고로 막대한 수익을 올리면서도 이용자 개인정보 유출은 방치했다는 엄청난 비난을 받았다. 결국 미국연방거래위원회는 페이스북이 이용자를 속이고 개인정보를 보호하지 않았다고 보아 약 6조 원의 과징금을 부과했고, 페이스북의 주식 가치는 약 120조 원가량 폭락했다.

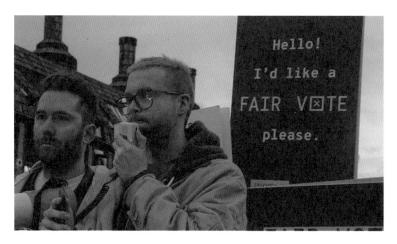

페이스북의 데이터 유출 사건에 항의하는 청년들 현수막에는 공정한 투표를 원한다는 문구가 쓰였다. 개인정보 유출은 해당 개인에게 피해를 끼칠 뿐 아니라 특정 세력에 의해 악용되면 시민 각각의 주체적인 정치 참여를 기반으로 하는 민주주의 시스템마저 무너뜨릴 수 있다. 2016년 벌어진 러시아 정부의 미국 대통령 선거 개입 사건으로 그 위험이 증명된 바 있다.

코로나19 시대의 프라이버시

~~~~~~~

최근에는 코로나19라는 급한 불을 끄는 데 집중하느라 인공지능 로봇이 몰고 올 프라이버시 침해 문제에 대해서는 별로 문제가 제기되지 않았다. 그러나 국가 차원의 인공지능 로봇 이용은 프라이버시에 대한 본질적인 도전이다.

그동안 코로나19 바이러스 감염 차단을 위해 사생활을 제한하는 조치가 별다른 저항없이 수용되어왔다. 예컨대, 코로나19 확진자의 동선 파악을 위해 방역 당국은 집단 감염이 발생한 곳에 누가 다녀갔는지 통신사 기지국의 접속자 정보를 확인하곤 했다. 통신사는 법에 따라* 휴대전화 가입자의 성명과 전화번호, 위치 정보 등을 제공했다. 당국은 코로나19 확진자가 방문한 업소를 파악하려는 목적으로 금융사에서 카드 이용 명세를 받기도 했다. 확진자와 접촉한 사람을 조사하기 위해서 보안카메라 기록을 확인하기도 한다.

또한, 정부는 해외에서의 코로나19 바이러스 유입을 막기 위해 우리나라로 입국하는 사람이라면 반드시 2주간 휴대전화에 자가격리 앱을 설치하고 있도록 한다. 이 앱은 이용자의 건강 상태를 매일 입력하도록 요구할 뿐만 아니라 격리 장소에서 이탈하면 바

● 「감염병의 예방 및 관리에 관한 법률 제76조의2(정보 제공 요청 및 정보 확인 등)」.

① 어떤 기능이 있나요?

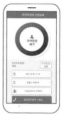

☑ 개인정보 및 자가격리 주소(위치) 등록
☑ 자가진단→전담공무원에게 자동 통보
☑ 격리장소 이탈 시 알림
☑ 자가격리 생활수칙 및
　전담공무원 연락처 제공

입국자가 설치해야 하는
자가 격리 애플리케이션 안내문

로 전담 공무원에게 알림을 보낸다. 외국인이 앱 설치를 거부하거나 격리 장소를 이탈하는 경우 강제 출국 조치되며, 내국인은 징역 1년 이하 또는 1천만 원 이하의 벌금이 부과된다.

이처럼 개인의 이동 경로와 카드 사용 명세, 현재 위치 정보는 엄연히 개인정보임에도 전담 공무원 또는 일반 공중에게까지 공개되었다. 이 같은 조치는 어디에서나 당연하게 용인되지는 않는다. 독일 정부의 경우 우리나라처럼 영장 없이 코로나19 확진자와 확진 의심자의 위치 정보를 추적하는 방법을 도입하려 했지만, 바로 독일 사민당Social Democrats: SPD의 반대로 무산되었다. 프라이버시와 공중 보건 가운데 어떤 가치를 더 중시할 것인가를 두고 나라마다 차이가 있음을 보여주는 예라고 할 수 있다.

얼굴 인식 맞춤형 광고가 나온다면

한 조사에 따르면 런던 사람들은 아침에 집을 나갔다가 저녁에 귀가할 때까지 보안카메라CCTV에 약 300회 정도 얼굴이 노출된다고 한다. 우리나라도 만만치 않을 것이다. 그런데 요즘 보안카메라는 사람을 촬영하는 데에 그치지 않고 바로 얼굴을 인식해서 누구인지 알아내는 지능형 로봇과 함께하기 마련이다.

미국의 경우 워싱턴DC를 비롯한 도시 열 곳에서 보안카메라를 장착한 보안 로봇security robots이 돌아다닌다. 이 로봇은 사람의 얼굴과 자동차 번호판을 인식하고 필요한 경우 경찰을 부른다.

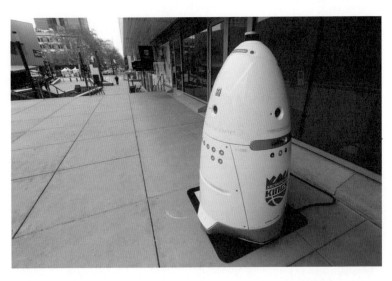

도로를 순찰하는 보안 로봇 지능형 보안 로봇은 일반 보안카메라와 달리 상황을 판단하고 자율적으로 조치를 취할 수 있다.

액시스Axis라는 기업은 충성도 높은 고객의 얼굴을 인식하는 알고리즘을 탑재한 지능형 로봇을 개발해서 판매하고 있다. 만약 백화점 정문을 들어가자마자 판매 책임자가 나와 반가운 인사를 하며 원하는 매장으로 안내한다면, 알고리즘이 정문 카메라를 통해 그 사람을 최고의 고객으로 확인한 것일지도 모른다. 또한 교육용 로봇 나오Nao는 상대방의 얼굴을 인식하고 실시간으로 인터넷상에 있는 상대방의 정보를 활용해서 대화를 나눈다. 아는 만큼 대화가 잘 될 수도 있지만 처음 만난 로봇이 나를 알아보고 나의 관심사를 꿰뚫어 본다는 사실에 섬뜩해질 수도 있다. 더 섬뜩한 사실은 얼굴 인식 인공지능의 등장으로 머지않아 모든 사람의 나이, 성별, 인종별 특징과 같은 사적 정보가 현실 공간의 맞춤형 광고에 활용될 수 있다는 것이다.

영화 〈마이너리티 리포트minority report〉에서는 주인공 톰 크루즈가 스토킹을 당하듯 가는 곳마다 광고가 따라다니는 장면이 나온다. 톰 크루즈는 자신을 인식해 딱 맞는 맞춤형 광고와 메시지를 내보내는 환경에 충격을 받는다. 영화 속 장면은 이제 현실이 되었다.

21세기 빅 브라더, 중국의 사회신용체계

얼굴 인식 인공지능이 도움이 될 만한 곳은 많다. 범죄를 저지른 사람을 적발해내거나 범죄를 저지르기 전 이상 행동을 하는 사람이 누구인지 찾아낼 수도 있다. 자동으로 출퇴근 시간을 기록하고 상점에서 구매 금액이 많은 고객을 인식해 환대하는 데에도 활용할 수 있다.

그러나 지금까지 드러난 문제 역시 적지 않다. 가장 중요한 문제는 앞서 짚었듯 학습 데이터의 편향성으로 인해 얼굴 인식에 오류와 편견이 개입한다는 점이다. 또 다른 문제는 사생활 침해다. 로봇이 얼굴만으로 상대방을 파악할 수 있다는 사실은 그 로봇을 보유한 주체가 항상 우리를 감시할 수 있다는 것을 뜻한다. 이 두 가지 문제, 즉 얼굴 인식의 오류와 편견이 기업이나 정부의 감시 욕구와 만나면 최악의 빅 브라더big brother를 탄생시킬 수 있다. 가까운 예가 중국의 '사회신용체계社会信用体系'이다.

중국 정부는 톈왕天網이라 불리는 범죄 용의자 추적 시스템을 개발했다. 톈왕은 화웨이HUAWEI, 텐센트 등의 기업이 보유한 데이터와 실시간으로 돌아가는 2억 대의 감시카메라, 얼굴 인식 인공지능이 결합한 거의 완벽한 감시 체계이다. 물론 이전에도 민간 기업의 데이터를 다른 곳에서 활용하는 일은 있어 왔다. 영국의 액시엄Acxiom은 소비자 9억 명을 소비 행태와 신용도에 따라 여러

유형과 등급으로 분류했는데, 이 정보를 다른 기업에 제공하기도
했다. 문제는 민간 기업이 수집하고 분석한 데이터를 정부가 영장
없이 활용한다는 사실이다.

중국 정부는 시민들의 사회 신용을 점수화하기 위해 톈왕에서
수집한 데이터를 이용한다. 좋은 인민과 나쁜 인민을 구분하고 계
급을 부여하는 것이다. 사회신용체계에서는 일반적인 소비 내역
과 함께 다양한 종류의 데이터가 신용 평가의 대상이 된다. 예를
들어 부정적인 평가를 받는 활동에는 성매매나 교통 법규 위반 등
이 포함된다. 이동 중인 기차 안에서 식사했다거나 쓰레기 분리수
거를 제대로 하지 않았다거나 하는 가벼운 사건 역시 부정적인 점

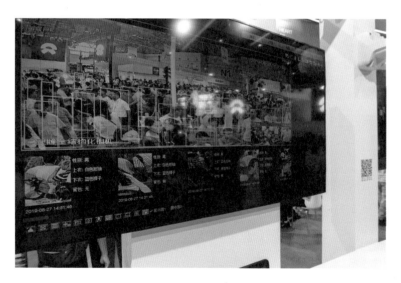

중국의 기술 박람회에 공개된 화면 인공지능 카메라가 촬영된 사람들의 정보를 자세히 분석해 보여
주고 있다.

수를 받는다. 반대로 헌혈이나 기부, 봉사활동 등의 선행은 긍정적인 점수를 받을 수 있는 활동에 속한다.

이 사회신용체계가 무서운 점은 정부 주도라는 사실이다. 이 체계에서 부정적 평가를 받으면 주거지 근처 버스정류장과 극장 등에 이름이 게시되고 입학이나 취직 같은 일상생활에서 불이익을 받는다. 부정적 평가가 쌓여 블랙리스트에 오른 사람은 이동권이 제한될 수 있다. 실제로 항공권 구매를 거절당한 사례가 2천6백만 건에 달하며 기차 탑승권 구매를 거절당한 사례도 596만 건에 달한다. 이 블랙리스트에 한번 오르면 벗어나는 데 2년 이상 걸리는데, 선행을 많이 하면 조금 더 빨리 벗어날 수 있다. 반대로 화이트리스트도 있는데, 화이트리스트에 오른 사람들은 여러 혜택을 받는다. 취직 때 가산점을 받고 병원이나 관공서에서 대기 시간 없이 서비스를 받을 수 있다.

개별 인민뿐 아니라 기업도 사회신용체계의 적용을 받는다. 법규범과 정부 정책을 준수하는 정도, 직원 또는 소비자와 맺는 관계 등을 기준으로 기업을 평가한 후, 신용도가 높은 기업은 조세를 감면해주고 보다 많은 투자 기회를 부여해준다. 반면 신용도가 낮은 기업은 은행 대출이 어려워지고 공공사업에 참여할 기회가 줄어들 뿐 아니라 납부할 세금의 세율까지 올라간다.

앞으로 중국은 감시카메라를 3억 대까지 늘릴 예정이다. 감시카메라와 얼굴 인식 인공지능이 범죄자 검거에 효율적이라고 입증되었다고 보기 때문이다. 그러나 순기능을 제쳐놓는다면, 이 사회신용체계는 사실상 '21세기형 빅 브라더'에 가깝다. 중국 정부가 인민의 반대 목소리를 억압하고, 모든 일상을 통제하는 권력 남용의 수단으로 악용할 수 있기 때문이다.

20세기 중엽, 마오쩌둥毛澤東 주석은 중국 인민이 상호 감시하고 신고하는 분위기를 조성해 문화혁명을 이루려고 했다. 사회신용체계는 문화혁명 시대의 감시와 신고 체계를 로봇 시대에 맞는 보다 효율적인 체계로 부활시킨 것처럼 보인다. 우려를 낳고 있는 중국의 사회신용체계가 어떤 모습으로 전개될지 지켜볼 일이다.

개인정보도 이동성이 필요하다

앞으로 5년이 지나면 택시를 비롯한 승용차는 대부분 사라지고 도시에 사는 직장인 절반가량은 통합이동서비스Mobility as a Service: MaaS를 이용하게 된다고 한다.[38] 이 구상이 현실화하면 서비스를 제공하는 플랫폼 사업자들은 서울 시민 평균 출퇴근 시간 1시간 36분 동안 생산되는 개인정보를 수집해서 서비스를 혁신하고 광고 수익까지 낼 수 있다.

이렇게 우리 생활이 인공지능 로봇에 많이 의존하게 될수록 플랫폼 사업자에게 개인정보를 수집하고 이용한 내용을 더 투명하

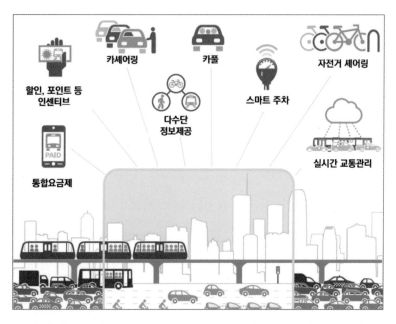

서울시 통합이동서비스 개념 Mobility as a Servive를 줄여서 마스라고 부르기도 한다. 서울시를 비롯해 전 세계 많은 도시에서 친환경적이고 효율적인 미래 이동 시스템으로 각광받고 있다.

게 공개할 것을 요구해야 한다. 개인정보를 다른 목적으로 이용하는 것을 거절할 수 있는 거부권 역시 보장되어야 한다. 또한 우리가 웹브라우저를 바꿀 때 기존의 즐겨찾기 목록을 새 웹브라우저로 가져오기를 원하는 것처럼, 이용자가 플랫폼을 바꾸고 싶을 때 언제든지 자신의 개인정보를 삭제하거나 가져올 수 있는 이동권 또한 매우 중요하다.

현행 개인정보보호법은 사업자가 형식적인 동의만 얻으면 개인정보를 수집하고 이용할 수 있다고 규정한다. 그러나 개인정보가 과거와 비교할 수 없을 정도로 중요해진 지금에 와서는 이 규정을 다시 생각해볼 필요가 있다. 이제 사람들은 형식적인 규제 대신 개인정보의 투명한 관리, 개인정보 이용을 거부할 권리와 이동성의 보장처럼 21세기 로봇 시대에 걸맞은 진정한 보호를 원한다. 구글, 페이스북과 같은 다국적 기업부터 네이버, 카카오 같은 우리나라의 기업까지, 플랫폼에는 개인정보를 보호할 의무가 있고, 게다가 그 의무를 이행하기 위한 기술적 능력도 갖추었다.

파우스트 거래, 하시겠습니까?

독일의 위대한 작가 괴테의 희곡 『파우스트』에서 주인공 파우스트는 자신의 자유로운 영혼과 지상에서의 향락을 맞바꾼다. 오늘날 우리는 파우스트처럼 기꺼이 개인정보를 새로운 서비스의 편리함이나 효율성과 맞바꾸고 있다.[39] 로봇의 스위치를 켜고 휴대전화에 앱을 설치하는 순간 약관에 동의하게 되고 우리는 순식간에 데이터 분석과 유통 산업의 미로 속으로 빠져들어 간다. 누구도 출구를 모르는 그 미로 속에서 우리 개인정보는 무방비로 노출되고 로봇은 우리 마음을 읽으며 막대한 수익을 올린다.

사실 개인정보와 인공지능 서비스를 맞바꾸는 21세기형 파우스트 거래는 서비스 이용자와 제공자 모두가 만족하는 거래일 수

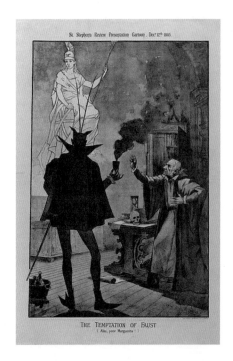

St. Stephen's Review Presentation Cartoon. Dec.ʳ 12ᵗʰ 1885.

THE TEMPTATION OF FAUST
(Alas, poor Marguerite !)

파우스트의 한 장면을 묘사한 그림 신과 악마는 인간 파우스트의 손에 지상의 향락을 쥐여주면 그가 타락할지 여부에 대해 내기를 벌인다. 타락하는 쪽에 건 악마는 파우스트에게 가 달콤한 거래를 제의한다.

도 있다. 휴대전화 위치에 따라 지역의 맛집 광고를 보고, SNS에 나타나는 맞춤형 광고에 따라 쇼핑하는 게 유용하고 편리할 수 있다. 그러나 어느 날 문득 계속 감시받고 있다는 사실이 견딜 수 없이 두려워지는 순간이 찾아올지도 모른다.[40]

마크 저커버그Mark Zuckerberg 대표는 페이스북을 마을 광장에 비유하면서, "페이스북에는 프라이버시가 없다"라고 주장했다. 페이스북 이용자들은 자신을 숨기기보다는 자신의 개인정보를 널리 퍼뜨리고 자랑하고 싶어한다는 점을 강조한 것이다. 물론 그 주장이 맞을 때도 있다. 이를테면 코로나19 사태가 한창 위세를 떨치던 2020년 3월, 26억 명의 페이스북 이용자가 서로를 격려하며 스스로의 사진과 동영상을 올리고 공유하는 풍경만 보면 정말 광장처럼 느껴지기도 한다.

그러나 유념해야 한다. 청춘남녀가 멋진 옷을 입고 뽐낸다고 해서 성적으로 희롱당하기를 원하는 게 아니듯, 페이스북 이용자가 자기 사진을 올리고 개인적인 생활을 공개한다고 해서 그 정보를 상업적으로나 정치적으로 이용하는 것까지 허용하는 건 아니라는 사실을.

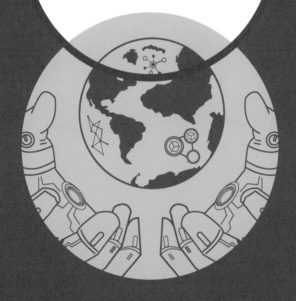

Q7

다음 세대를 위해
어떤 정치가 필요할까

4차 산업혁명이 초래할 빈부격차 문제

기술 대부분은 그 자체로는 선하지도 나쁘지도 않다. 기술 발전에 적응하거나 적응하지 않기를 선택하는 것은 개인의 자유이다. 물론 적응하지 못한다고 기술이 우리를 기다려주지는 않는다. 언제나 기술은 기술 나름의 속도를 갖고 끊임없이 혁신을 거듭한다. 인공지능 로봇도 마찬가지다. 우리 사회가 얼마나 잘 적응하는지와는 별개로 계속 발전할 것이다. 다만 기술은 언제나처럼 우리 사회의 긍정적인 부분과 부정적인 부분 모두를 재생산하고 극대화한다. 로봇 기술이 좋은 것이 될지 나쁜 것이 될지 그 미래는 우리에게 달렸다.

인공지능 로봇 기술이 발전할수록 가장 크게 두드러지는 문제는 우리 사회의 빈부격차이다. 4차 산업혁명 시대에 로봇을 소유한 사람들은 과거와는 비교할 수 없는 규모의 돈을 전 세계에서 빠르게 끌어올 수 있다. 물질적 자원, 인적 자원, 데이터 자원까지 차지한 기업의 시장점유율은 더 커지고 부자는 더 부유해진다. 하

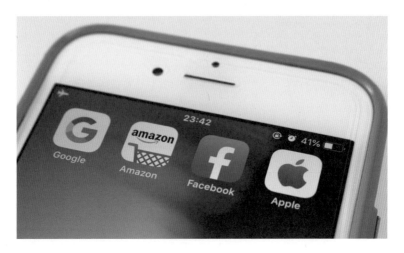

구글, 아마존, 페이스북, 애플의 애플리케이션 구글, 아마존, 페이스북, 애플은 GAFA로 통칭되는 4대 글로벌 디지털 기업이다.

지만 그렇지 못한 사람들은 경쟁력을 잃고 일자리를 빼앗긴다. 이미 모든 곳에서 변화가 일어나고 있다. 단순노동을 담당하던 이들의 일자리뿐 아니라 애널리스트와 변호사와 같은 전문 노동력까지 대체하고 있다.

인간 노동으로 인한 소득이 대폭 줄고 기업의 자본 소득이 증가하는 현상은 전 세계에서 확연히 나타난다. 이제까지의 경제학은 토지, 노동, 자본이 3대 생산요소라고 설명해왔지만, 21세기에는 자본, 특히 기술에 투자한 자본이 생산에서 가장 중요한 요소라 할 수 있다. 지금 미국 실리콘밸리에 자리한 기업 몇 개가 전 세계의 경제를 주도하고 있는 것도 이들이 기술에 투자한 막대한 자본 덕분이다.

일론 머스크의 꿈

~~~~~~

실리콘밸리의 첨단기업들은 단지 돈만 많이 벌어들이고 있는 게 아니라 정치적으로도 막강한 힘을 행사한다. 이제는 기업들이 미 중앙정보국Central Intelligence Agency: CIA보다도 뛰어난 정보력과 기술력을 갖추고 있다. 이대로 가면 첨단 기업들의 영향력은 영원히 지속할지도 모른다.

실제로 불로장생이라는 인류의 오랜 꿈을 실현할 최초의 인간은 실리콘밸리에서 나올 가능성이 높다. 구글 창업자 래리 페이지를 비롯한 실리콘밸리의 억만장자들은 정보통신 기술information technology: IT뿐만 아니라 생명공학bio technology: BT에도 막대한 자원을 투자하고 있다. 테슬라의 CEO인 일론 머스크Elon Musk가 2016년 창립한 회사 '뉴럴링크Neuralink'는 사람의 뇌와 컴퓨터 메모리 칩을 호환시켜 인간의 지능을 높이는 기술을 개발 중이다. 어쩌면 이 기술은 사람의 기억과 생각을 컴퓨터 공간으로 옮겨 불멸하는 인간을 탄생시킬지도 모른다.

로봇의 지능과 힘 그리고 영생까지 얻은 '호모 데우스*Homo Deus',[41] 신체 일부에 로봇을 이식한 신종 인간 '호모 로보티쿠스 homo roboticus', 다른 한편 로봇을 보유하거나 활용할 수 없어 가난

● 호모 데우스(Homo Deus)의 '호모(Homo)'는 현생 인류와 그 직계조상을 의미하고 '데우스(Deus)'는 신을 의미한다.

과 질병의 굴레에서 벗어나지 못하고 경쟁력을 잃게 될 대다수의 보통 사람들…. 다음 시대의 빈부격차는 아예 차원이 다른 인종의 탄생과 맞물려 미증유의 신분 사회를 만들어낼 가능성이 있다. 새로운 기술이 초래할 부와 능력의 양극화는 사회의 질서를 완전히 무너뜨려 버릴지도 모른다.

국가 간 빈부격차 역시 마찬가지다. 현재도 미국의 중산층은 좋은 집에서 80세 이상까지 인간다운 삶을 누리고 있지만, 아프리카 국가에서 태어난 사람 대부분은 굶주림과 폭력에 시달리다가 60세가 못 돼서 삶을 마친다. 로봇의 대중화는 이 격차를 더욱 확대한다. 로봇과 인공지능이 전 세계의 총생산을 평균 1.2퍼센트 증가시킬 것이라 예측하지만 로봇을 활용하는 국가와 그렇지 못한 국가 사이에는 엄청난 격차가 발생할 것이다.

누가 기생충인가?

~~~~~~~

2020년 미국 아카데미 시상식에서 오스카OSCAR 작품상을 받은 영화 〈기생충〉은 우리 시대 부자와 가난한 사람 사이에 존재하는 사고방식과 생활 환경의 차이를 상징적으로 묘사했다. 당시 트럼프 대통령은 연임을 위한 선거 유세 연설 중간에 "〈기생충〉이라는 한국 영화가 오스카 작품상을 차지한 것은 잘못된 일"이라고

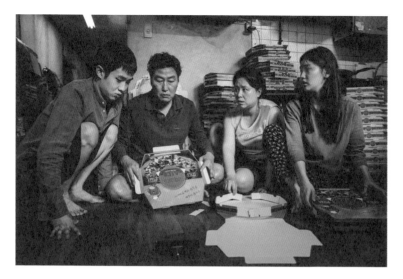

영화 〈기생충〉의 한 장면

비난하기도 했다. 이 뜬금없는 비난에 저명한 가수 겸 배우 미들러Bette Midler는 바로 "기생충이 백악관을 차지했다는 것이야말로 정말 실망스러운 것"이라고 맞받아쳐[42] 일부의 환호를 받았다. 미들러에게는 트럼프 대통령이 오히려 수많은 미국 시민의 노력에 기생하는 기생충으로 보였던 듯하다.

그런데 영화 〈기생충〉이 묘사하는 풍경은 로봇 시대에 그대로 재현될 수 있다. 어떤 집의 아침은 부드러운 알람 소리와 함께 커피머신이 갓 내린 커피와 함께 시작된다. 사람의 움직임을 감지해 주인의 외출을 확인한 청소 로봇은 자동으로 집을 청소해 깨끗해진 집에서 주인을 맞이한다. 이렇게 호화로운 생활을 누리는 사람들과 비교해 인터넷도 없는 반지하에서 사는 가난한 사람의 상대적 빈곤감은 더 커질 것이다.

물론 영화 〈기생충〉의 알레고리를 로봇 시대에 그대로 적용하기는 쉽지 않다. 빈부격차 자체는 심해지지만, 누가 기생충parasite이고 누가 숙주host인지 구별하기 어려워지고 있기 때문이다. 그러나 적어도 한 가지는 분명하다. 로봇을 보유한 이든 그렇지 못한 이든, 누구를 우리 사회에 기생하는 기생충으로 규정할지는 우리가 만들어갈 사회의 모습, 미래 정책과 제도에 크게 좌우되리라는 사실이다.

인공지능과 긱 이코노미 시대

로봇 기술의 발전으로 인해 어떤 직업은 없어지고 어떤 직업은 생겨나며 산업 구조가 뒤바뀌는 와중에 임시직 경제, 즉 '긱 이코노미gig economy'가 확대되고 있다. 긱 이코노미란 정규직이 아닌 프리랜서 근로 형태가 확산되는 경제 현상을 일컫는다. 승차 공유 앱이나 음식 배달 앱 같은 플랫폼을 통해 필요한 시간만큼 일하고 대가를 받는 임시직의 수가 빠르게 늘어나자 생긴 신조어다.

인공지능은 긱 이코노미의 기술적 기반이라 할 수 있는 플랫폼 서비스를 구현하는 데에 필수적이다. 플랫폼 서비스는 사람들의 이동 경로, 이동 시간, 배달 품목, 배달 장소 등 개인정보를 포함한 수많은 데이터를 수집하고 활용하기 때문이다.

처음 플랫폼 서비스가 등장했을 때는 긍정적인 측면이 크게 주목받았다. 이용자에게는 무척 편리한 서비스로, 노동자에게는 원하는 때 원하는 만큼 일하고 여유 시간을 활용할 수 있는 수단으로 여겨졌다. 그러나 시간이 지나자 부정적인 측면이 하나둘 두드러졌다. 예컨대, 플랫폼의 인공지능이 잔인한 근로감독관의 알고리즘을 포함하고 있다는 게 밝혀지기도 했다. 승차 공유 서비스를 운영하는 대표적인 플랫폼 우버는 초기에 안정적인 수입과 유연한 근로 조건을 내세워 운전 인력을 모집하지만, 생계를 우버에 의존하는 운전자의 수당을 점진적으로 삭감하는 인공지능 알고리즘을 갖고 있었다.[43] 인공지능이 운전자의 근무 시간을 수집해서 분석하고 회사에 유리한 방향으로 활용하며 노동자를 감시하고 통제하는 잔인한 경영 대리인이 된 것이다.

인공지능 근로감독관은 노동자를 해고하기까지 한다. 세계 최대의 전자상거래 기업 아마존의 인공지능이 대표적인 예다. 아마존에서 인사 관리를 담당하는 인공지능은 노동자마다의 적당한 업무량부터 업무 수행 능력 평가까지 상당한 영역을 담당한다. 목표 달성에 실패할 시 해고 결정이 날 수 있는 일련의 과정을 모두 자동화한 것이다.

아마존 물류 창고에서 일하는 노동자는 얼마나 오랜 기간 일했든, 목표를 달성하지 못한 사유가 무엇이든, 정해진 목표를 달성하지 못하면 자동으로 해고 처리 될 수 있다. 소말리아에서 미국으로 이민해 아마존의 유통센터에서 일하고 있는 노동자의 사례가 한 보고서에 실려 있다. 이 노동자가 연간 업무 목표를 모두 달성했을 때 받을 수 있는 연봉은 2만 달러(약 2천4백만 원)에 불과하다. 그런데 그 목표는 사실 소변을 참고 오로지 일에만 전념해야 달성할 정도의 높은 수준이라, 매일매일 이 노동자는 목표 달성에 실패하고 해고될지도 모른다는 공포감 속에서 일하고 있었다.[44] 회사 차원에서는 효율적인 인력 관리일지 모르나, 실제 노동 환경을 들여다보면 가혹하게 느껴진다.

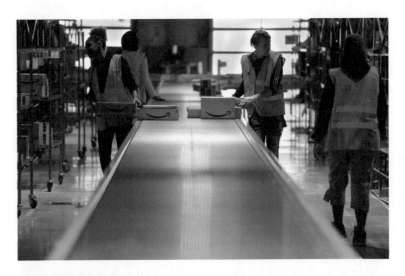

아마존 물류센터의 노동자들

로봇에게 세금을?

로봇이 생산한 부가가치가 로봇을 보유한 소수에게 집중되는한, 로봇의 대중화는 빈부격차를 확대할 수밖에 없다. 그렇다고로봇이 초래할 대량 실직을 시장 탓만 할 수는 없다. 다가오는 시대를 위한 새로운 사회보장 시스템이 절실한 이유다.

국가는 애초에 전쟁과 자연재해라는 외부의 위협에 대응해 사람들을 보호하기 위해 탄생했다. 마찬가지로 시장의 폐해와 로봇의 도입으로 인해 갑자기 가난의 구렁텅이에 빠지게 된 국민 역시보호할 책임이 있다. 진영논리에 사로잡혀서는 문제를 바로 볼 수없다. 로봇의 대중화에 따른 복지제도를 확대해나가는 일은 모든정권에서 해야 할 일이다.

그 방법으로는 실업 급여, 고용유지금, 재교육 지원금, 무상 교육, 무료 의료 등과 같은 기존의 제도를 먼저 고려해볼 수 있다. 최근에 주목받고 있는 방안은 기본소득이다. 기본소득은 정치적으로진보적인 이들만의 주장이라고 생각하기 쉽지만, 꼭 그렇지만은않다. 대표적인 보수 경제학자 하이에크F. A. Hayek는 가족과 지역사회에 의존할 수조차 없는 빈곤층을 위해 국가가 기본소득을 지급해 사회안전망을 제공해야 한다고 주장했다.[45] 그러면서도 정치적, 경제적 자유의 중요성 역시 강조했다.

일부 유럽 국가의 사회보장제도가 실패한 경험을 돌이켜봤을 때, 사회보장제도를 강화함과 동시에 노동의 유연성을 보장하고 불합리한 규제는 줄여나갈 필요가 있다. 기업이 자유롭게 영업하지 못하고 혁신을 위한 기업 투자가 이뤄지지 않는다면 사회보장제도를 뒷받침할 재원 또한 조달할 수 없기 때문이다. 그러나 아무리 로봇으로 수익을 올린 기업이나 개인들이 법인세와 소득세를 많이 내고, 로봇이 생산한 상품과 서비스 판매로 부가가치세 납부액이 늘어나더라도 한계는 분명 존재한다. 국가의 조세 수입이 자동화로 인해 일자리를 잃은 실직자들의 복지 수요를 충족할 만큼 걷히지 않으면 결국 추가적인 재원을 발굴하지 않을 수 없다.

가장 쉽게 생각할 수 있는 방법은 로봇에 관련된 조세 도입이다. 실업급여에 필요한 재원을 조달하기 위한 목적세를 신설해 로봇에 이른바 '로봇세Robot Tax'를 부과하자는 것이다. 현재 정부가 로봇과 같은 첨단 기계에 투자하는 기업에 투자 금액에 비례해서 세액공제를 해주고 있는데 이를 없애거나 낮추는 간접적인 방법도 있다.

그러나 직접이든 간접이든 세금을 부과하는 방안은 모두 로봇을 이용한 우리나라 산업의 투자와 발전을 위축시킨다. 그렇게 되면 앞서 언급한 로봇이 학습하기 좋은 데이터 환경을 마련하더라도 로봇 관련 산업의 성장을 기대하기 어렵다.

만약 먼 훗날 로봇이 노예의 신세에서 벗어나 법인격과 재산권을 가지고, 스스로 돈을 버는 지위를 얻는 날이 온다면 문제는 오히려 간단하다. 로봇에게 납세 의무를 지우면 된다. 그러나 적어도 로봇 스스로 세금을 내는 것이 아니고, 사람 또는 기업에 간접세를 부과하는 방법은 인간 노동과 기계 노동 중 하나만을 선택하도록 강요하는 결과로 이어질 것이다.

로봇이 특이점에 도달할 때

~~~~~~~~

앞에서 보았듯 대부분의 지능형 로봇은 클라우드 서버 속의 데이터와 인공지능 알고리즘을 활용해 인간보다 더 뛰어난 능력을 발휘한다. 이세돌을 이긴 알파고 뒤에는 300대의 구글 서버가 있었고, 암을 진단하는 왓슨에게는 750대의 IBM 서버 속 백과사전이 있었다. 우리가 일상적으로 사용하는 휴대전화의 음성비서, 인공지능 스피커도 모두 클라우드 서버에 연결된 상태로 일하고 있다.

클라우드 서버에 연결된 로봇은 인간의 시각에서는 너무 뛰어난 나머지, 마치 하늘의 계시를 받은 그리스도 예수나 석가모니 부처를 연상케 할 정도이다. 그런데 더 무서운 사실은 따로 있다. 로봇은 지금 이 순간에도 수많은 데이터를 수집하고 학습하여 더 높은 수준의 인공지능으로 진화하고 있다는 것이다. 로봇이 발전을 멈추지 않고 계속 진화를 거듭하면 어느 순간 인간의

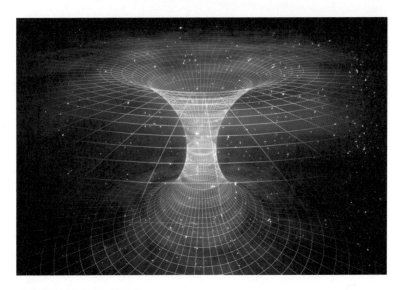

블랙홀에서 나타나는 중력 특이점

지능을 뛰어넘어 신과 같은 경지에 도달할지도 모른다. '특이점 Singularity'이 오는 것이다. 특이점에 이른 로봇이 자의식을 갖고 스스로를 위한 사회를 구축하기 시작할 때, 인간의 시대는 종말을 맞을 수도 있다. 그런 공포심에 아예 근거가 없는 것은 아니다.

특이점 개념은 우주 과학에서도 찾아볼 수 있다. 블랙홀의 중력이 너무 강해 우리에게 익숙한 시공간의 법칙이 적용되지 않는 지점을 바로 '중력 특이점gravitational singularity'이라고 한다. 그런데 여기서 한 가지를 유추해 볼 수 있다. 우리는 중력 특이점에 도달하면 공간과 시간이 무의미해진다는 사실을 알지만, 실제로 특이점 너머의 세상, 즉 시공간을 초월한 새로운 세상이 무엇인지는 아직 알지 못한다. 지금껏 수많은 SF 작가들이 이를 묘사했지만, 그중 무엇과도 비슷하지 않은 완전히 새로운 세상이 펼쳐질지도 모른다.

로봇의 특이점도 마찬가지다. 특이점에 도달한다고 꼭 로봇의 시대가 온다는 법은 없다. 어쩌면 아예 인간과 로봇의 구별 자체가 무의미해질 수도 있다. 인간의 시대가 끝나고 난 후에 사이보그cyborg의 시대가 올지 아니면 신화처럼 신들의 시대가 올지 전혀 알 수 없다. 지금으로서는 특이점 이후의 세상이 어떤 모습인지는커녕, 과연 특이점이 올 것인지 오지 않을 것인지조차 단언할 수 없다. 다만, 앞으로 엄청난 변화가 예정된 것만큼은 분명하다. 우리 인류는 쉬지 않고 로봇을 개발하고 활용해서 특이점을 향해 달려가고 있기 때문이다.

마치며: 화려한 공산주의?

우리는 로봇이 가져올 변화가 무엇인지 궁금해하기도 하고 동시에 두려워하기도 한다. 인공지능 로봇의 발전을 주도하는 실리콘밸리에는 낙관론이 많다. 힘들고 위험한 일은 로봇이 다 해주고 사람은 와인이나 즐기며 여유롭게 생활하는 세상이 온다는 생각이다. 로봇의 활용 덕분에 생산성이 기하급수적으로 높아지기에 상품과 서비스는 저렴해지고 생활은 더욱 풍요로워진다는 것이다. 더 나아가 로봇의 등장으로 일자리를 잃게 된 사람들에게 기본소득을 지급하는 등의 사회보장제도를 갖추기만 하면 모든 사람이 생계 걱정 없이 삶을 즐기는 '화려한 공산주의'*가 올 수 있다는 주장도 등장했다. 누구나 자기가 하고 싶은 일을 하는 유토피아가 실현된다면, 최저임금이나 주 52시간 근무를 둘러싼 갈등은 박물관에서나 볼 수 있는 토종 인간의 유물이 될지도 모른다.

로봇의 활용으로 '화려한 공산주의'가 실현될 수 있을까?

여러 가지 중요한 전제조건이 충족되지 않는다면 구소련처럼 붕괴하거나 남미처럼 빈곤과 혼란의 굴레 속에 빠질 수 있다. 일단 국가에서 로봇의 활용으로 직업을 잃은 사람들에게 재교육과 적응의 기회를 주고 사회보장제도를 제공할 수 있어야 한다. 로봇으로 수익을 올린 기업들이 추가로 재원을 부담해야 함은 당연하다. 첨단 기업들은 무상 교육이든 무상 의료든 기본소득이든, 사회보장에 필요한 재원을 조달하기 위해 추가로 세금을 더 낼 용의가 있다고 주장한다. 첨단 기업들이 납부하는 세금으로 로봇 도입에 뒤따르는 여러 고통과 희생을 수습한다면 사회의 질책을 피할 수 있다고 생각하기 때문이다. 추가 세금을 부담해서 사회보장제도가 정비되면 기업들은 '창조적 파괴creative destruction'에 대한 도덕적 면죄부를 받은 것이나 마찬가지일 것이다.

- 영국의 진보평론가 Aaron Bastani가 그의 저서 『Fully Automated Luxury Communism』에서 주장한 개념이다.

보다 어렵고 보다 중요한 전제조건은 정치적, 경제적 자유이다. 70년대에 기본소득의 개념을 제시한 하이에크가 이미 강조한 것처럼, 사회보장제도는 그 자체로 개인의 자유를 위한 전제조건이다. 그런데 사회보장제도에 필요한 재원을 확보하려면 기업이 충분한 자유를 향유하면서 많은 부가가치를 생산해야 한다. 이를 위해서는 기업에 고용의 유연성을 보장해 줄 수도 있어야 한다.

여기에서 로봇 시대의 고민과 갈등이 시작한다. 로봇의 활용이 증가할수록 실업자가 쏟아질 텐데 고용의 유연성까지 보장된다면 실업 문제는 그야말로 악화일로로 치달을 수 있기 때문이다. 비슷한 문제가 또 있다. 로봇이 똑똑해질수록 안전을 위해 이들을 통제할 필요가 급증하지만, 더 똑똑한 로봇을 만들어내기 위해서는 불합리한 규제를 과감히 철폐할 필요도 있다. 경직된 사회에서는 기업과 개인 모두 로봇을 개발하기 위한 기술혁신과 투자를 자유롭게 할 수 없다.

그런데 이보다 더 해결하기 어려운 문제가 있다. 양극화가 진행될수록 커지는 시민들의 불안과 공포에 영합하는 정치다. 아무리 사회보장제도가 정비되더라도, 로봇 시대에 희생된 실직자들과 가난한 사람들이 첨단 기업과 부자들에게 품게 되는 증오의 저수지는 결코 마르지 않을 것이다. 진보는 진보대로 보수는 보수대로 로봇 시대의 사회·심리적 갈등을 정치적으로 이용하면 '화려한 공산주의'는 결코 실현 불가능하다. 가난한 사람들과 실직자의 증오심을 자극해서 표를 얻는 포퓰리즘 정치는 로봇 시대의 고민과 갈등을 해결하는 데 큰 장애물이 되고 있다.

로봇과 공존할 인간의 미래는 결국 정치를 고민하게 한다. 우리나라의 기업인들은 세계에서 1등을 하고 있고, 예술가들도 연이어 세계를 감동시키고 있다. 이제는 정치인들 차례다. 제 역할을 다하는지 온 국민이 지켜보고 있다. 유권자들은 식상한 진보와 보수의 이념 논쟁 대신 사회적 대타협을 이끌어낼 정치적 리더십을 기다리고 있다. 4차 산업혁명 시대에 확고한 비전을 갖추고 유권자를 설득할 수 있는 진정한 리더십이 필요한 시점이다. 무엇보다 다음 세대를 위해서는 점점 더 많아지는 임시직과 로봇과 인간의 공생관계에 관해 활발한 사회적 논의가 이루어져야 한다. 나아가 로봇의 권리와 의무 그리고 데이터 접근과 이용에 관한 청사진을 보여주고 사회적 대타협을 이끌어낼 수 있어야 한다. 인공지능이 추천한 음악을 듣고 맞춤형 광고를 보고 자란 청소년들이 요구하는 소리가 들리는 것 같다. 이제 맞춤형 교육으로 미래를 준비할 기회를 달라고.

부록

로봇 관련 법령 현황 및 개선 방향

과제	법령	제정/개정
데이터의 보호 및 활용	저작권법, 부정경쟁방지 및 영업비밀보호에 관한 법률, 개인정보 보호법, 신용정보의 이용 및 보호에 관한 법률	저작권법은 문화체육관광부 2021년 상반기 개정 추진, 부정경쟁방지 및 영업비밀보호에 관한 법률은 특허청
	데이터 기본법(안), 산업 디지털 전환 촉진법(안), 중소기업 스마트 제조혁신법(안)	데이터 기본법은 과학기술정보통신부 2021년 상반기 입법 추진, 산업 디지털 전환 촉진법은 산업통상자원부 2021년 상반기 입법 추진, 중소기업 스마트 제조혁신법은 중소벤처기업부 2021년 상반기 입법 추진
알고리즘 의사결정	개인정보 보호법	개인정보보호위원회 2021년 상반기 개정 추진
알고리즘의 투명성과 공정성	기업 자율규제 및 정부 가이드라인	과학기술정보통신부 2021년 하반기 가이드라인 제정 추진
로봇의 권리와 의무	민법, 제조물책임법, 형법, 특허법, 저작권법, 특별법(안)	국제동향을 참고하면서 2021년 이후 특허법과 저작권법 개정 또는 특별법 제정 검토, 2023년 민법과 형법 및 제조물책임법 개정 검토
로봇의 계약 체결	전자문서 및 전자거래 기본법	과학기술정보통신부 및 법무부 2023년 개정 검토
인공지능 활용 의료 기술	건강보험 요양급여 가이드라인	보건복지부 2023년 가이드라인 개정 검토
공인인증서 폐지	전자금융거래법	금융위원회 2021년 상반기 개정 추진
자동화 행정 처분	행정기본법(안), 행정심판법	법제처 2021년 하반기 행정기본법 제정 추진, 국민권익위원회 2022년 상반기 행정심판법 개정 추진
플랫폼 종사자 보호	플랫폼 종사자 보호법(안)	고용노동부 2021년 제정 검토
디지털 격차 해소	디지털 포용법(안)	과학기술정보통신부 2021년 하반기 입법 추진
로봇 위험 관리	지능정보기술기준 고시	과학기술정보통신부 2022년 하반기 제정 추진

출처: 인공지능 법·제도·규제 정비 로드맵(과학기술정보통신부, 2020.12.24.)

추천의 글

차상균 서울대학교 데이터사이언스대학원 원장

1956년 스탠퍼드 대학의 교수인 故 존 매카시는 '지적 능력을 갖춘 기계'라는 뜻으로 처음 인공지능AI이라는 말을 쓰기 시작했다. 그는 기호 계산Symbolic Computation을 위한 프로그래밍 언어 LISP를 발명했으며, 세상을 뜰 때까지 기호 논리Symbolic Logic를 기반으로 한 상식적 추론Common Sense Reasoning을 연구했다. 이를 인공지능의 첫 번째 패러다임이라 할 수 있다.

이 첫 번째 패러다임의 문제는 인공지능을 만들기 위해 인간이 먼저 아는 것을 다 생각해내 컴퓨터가 이해할 수 있는 언어로 입력해야 했다는 점이다. 현실에서 확장성이 없었던 이 인공지능의 첫 번째 패러다임에는 결국 겨울이 찾아온다. 하지만 아이로니컬하게도 덕분에 데이터 기반의 인공지능 시대가 열릴 수 있었다. 그것이 인공지능 개발의 두 번째 패러다임이다.

상품 주문이나 배송 정보처럼 시공간의 정형화된 데이터를 기록하고 분석하며 활용하는 기술은 이미 오래전에 당연해졌다. 진정한 데이터사이언스의 도전은 세상에 넘쳐나는 텍스트, 음성, 동영상 등 비정형 데이터의 의미를 이해해서 인간의 의사결정에 도움을 줄 인공지능을 만들어내고자 하는 데에서부터 시작되었다.

1993년 미국 정부는 막 늘어나기 시작한 인터넷의 방대한 비정형 데이터를 염두에 둔 디지털 라이브러리 프로젝트를 출범한다. 이 프로젝트에 참여한 두 명의 스탠퍼드 대학원생이 1998년 전 세계 텍스트를 검색할 수 있는 서비스를 만들겠다며 구글을 탄생시킨다. 이들은 방대한 데이터를 저렴한 비용으로 저장하고 분석하기 위해 클라우드 기술도 함께 발전시켰다.

시간이 지나 기계 학습Machine Learning이 가능할 만큼 방대한 양의 데이터가 모이자 비로소 데이터 기반의 인공지능 패러다임이 자리를 잡았다. 비정형 데이터 분석도 가능해지기 시작했다.

현재의 인공지능은 기계 학습 중에서도 딥 러닝Deep Learning, 그중에서도 심층 신경망Deep Neural Network 형태로 데이터를 학습한다. 데이터는 결국 인간 지적 활동의 부산물이다. 인공지능은 이 부산물에서 일정한 지적 모델을 학습한다. 인간의 비선형 시스템에 대한 커브 피팅curve fitting이라 할 수 있다. 그래서 학습 데이터와 제어 기법을 잘 입력하기만 하면 사람을 그럴듯하게 따라 하는 다양한 로봇 서비스가 가능하다. 사람처럼 음성과 영상, 동영상도 인식할 수 있다. 첫 번째 패러다임의 인공지능에 비해 확장성 역시 좋다.

그러나 딥 러닝으로 만들어지는 현 인공지능의 한계도 분명하다. 추론 과정을 거의 설명할 수 없는 '블랙박스 지능'이기 때문이다. 인공지능이 뭘 아는지, 뭘 모르는지 잘 파악되지 않는다. 이런 문제는 최근 나온 GPT3 자연어 처리 기술처럼 학습 데이터가 방대할수록 더 심각하다. 편향성 있는 데이터나 제어 기법을 쓰면 그 편향성이 그대로 드러나기도 한다. 이렇듯 현 인공지능은 블랙박스와 같기 때문에 그 인공지능의 행위로 인한 책임은 온전히 사람의 몫이다. 이 같은 한계를 극복하기 위해 현재 새로운 방향으로 다양한 연구가 이뤄지고 있지만, 아직 갈 길이 멀다.

이러한 한계에도 불구하고 인공지능은 지금 우리 세상을 바꾸고 있다. 사실 현장에서 부딪치는 4차 산업혁명은 환상적인 인공지능의 상괴는 거리가 멀다. 인간의 합리적 의사결정을 돕기 위한 데이터를 어떻게 수집할 것인지, 그리고 데이터 기반의 의사결정 모델을 어떻게 만들 것인지가 우선된다. 인공지능이 모델 생성과 유지관리 자동화에 유용하기 때문이다.

***

저자 정상조 교수는 서울대 법학전문대학원에서 법과 기술의 관계를 가장 오랫동안 연구해온 학자이다. 저자는 이 책에서 데이터와 인공지능, 로봇에 관해 재미있는 사례와 함께 관련 법 제도를 쉽게 설명한다. 그러면서 장밋빛 전망부터 인류 멸망까지, 우리 앞에 놓인 다양한 미래 사회의 가능성을 보여주며 우리가 어떻게 대응해야 할지 고민할 기회를 제공한다.

　민주사회의 다종다양한 구성원들이 데이터를 어떻게 모을지, 어떤 목적으로 어떻게 쓸지 그 틀을 정하는 것은 결코 쉬운 문제가 아니다. 인공지능의 윤리적 법적 제약과 이를 만족하는 인공지능 로봇 서비스를 어떻게 설계하고 시험할지에 대한 방법론은 데이터사이언스의 큰 도전 과제이기도 하다. 또한 다학제적 연구가 필요하다. 인공지능은 인간과 사회를 바꾸기 때문이다. 인공지능과 인간의 상호작용, 관련 법 제도에 관심 있는 독자들에게 이 책이 큰 도움을 줄 수 있을 것이다.

주석

1　Ryan Abbott & Bret Bogenschneider, Should Robots Pay Taxes?, Tax Policy in the Age of Automation, 12 Harvard Law & Policy Review 145, 2018

2　Rhonda Scharf, Alexa is Stealing Your Job: The Impact of Artificial Intelligence on Your Future, Morgan James Pub, 2020

3　Mark Graham, The rise of the planetary labour market, A field guide to the future of work, Future Work Center, 2018

4　George Dvorsky, Robots Are Already Replacing Human Workers at an Alarming Rate, GIZMODO, 2017

5　Ryan Abbott and Bret Bogenschneider, Should Robots Pay Taxes? Tax Policy in the Age of Automation, 12 Harvard Law & Policy Review145, 2018

6　마틴 포드(이창희 옮김), 『로봇의 부상』, 세종서적, 2016

7　대런 애쓰모글루, 제임스 로빈(최완규 옮김), 『국가는 왜 실패하는가』, 시공사, 2012

8　S. Mansoob Murshed, Perspectives on Two Phases of Globalization, Routledge, 2000

9　Anahiby Becerril, The value of our personal data in the Big Data and the Internet of all Things Era, Advances in Distributed Computing and Artificial Intelligence Journal Regular Issue, Vol. 7 N. 2, 2018

10 Marc van Lieshout, The Value of Personal Data, IFIP Advances in Information and Communication Technology, 2015

11 Bleistein v. Donaldson Lithographing Co., 188 U.S. 239, 1903

12 홍성욱, 『크로스 사이언스』, 21세기북스, 2019

13 Camila Domonoske, Monkey Can't Own Copyright To His Selfie, Federal Judge Says, NPR News, 2016

14 Naruto v. Slater, 15-cv-04324-WHO, 2016

15 Nova Productions Ltd v. Mazooma Games Ltd, RPC 379, 2006

16 Stern v. Kaufman, 669 F.2d 852, 1982

17 황민규, 「AI가 만든 콘텐츠도 저작권 존재한다」, 조선일보, 2020

18 Margaret Ryznar, Robot Love, 49 Seton Hall L. Rev. 353, 2019

19 고자키 요지(전종훈 옮김), 『로봇의 세계』, 북스힐, 2017

20 This AI Can Recognize Anger, Awe, Desire, Fear, Hate, Grief, Love ... By How You Touch Your Phone, Forbes, 2018

21 Jeannie Suk Gersen, Sex Lex Machina: Intimacy and Artificial Intelligence, 119 Colum. L. Rev. 1793, 2019

22 Matthew U. Scherer, Regulating Artificial Intelligence Systems: Risks, Challenges, Competencies, and Strategies, 29 Harv. J.L. & Tech. 353, 2016

23 Ryan Abbott, I Think, Therefore I Invent: Creative Computers and the Future of Patent Law, 57 B.C. L. Rev. 1079, 2016

24 Dana Koerner, Doctor Roboto: The No-Man Operation, 51 U. Tol. L. Rev. 125, 2019

25 Gerhard Wagner, Robot, Inc.: Personhood For Autonomous Systems?, 88 Fordham L. Rev. 591, 2019

26 Meg Leta Jones, Silencing Bad Bots: Global, Legal and Political Questions for Mean Machine Communication, 23 Comm. L. & Pol'y 159, 2018

27 Loomis v. Wisconsin, 881 N.W.2d 749(Wis. 2016), cert. denied, 137 S.Ct. 2290, 2017

28 Elizabeth E. Joh, Feeding the Machine: Policing, Crime Data, & Algorithms, 26 Wm. & Mary Bill Rts. J. 287, 2017

29 Matthew Adam Bruckner, The Promise and Perils of Algorithmic Lenders' Use of Big Data, 93 Chi.-Kent L. Rev. 3, 2018

30 위르겐 메피르트, 아난드 스와미나탄(고영태 옮김), 『디지털 대전환의 조건』, 청림 출판, 2017

31 Ryan Calo and Alex Rosenblat, The Taking Economy: Uber, Information, and Power, 117 Colum. L. Rev. 1623, 2017

32 Meyer v. Kalanick, No. 1:2015cv09796, Doc. 37, Opinion on Motion to Dismiss, S.D.N.Y., 2016

33 Cary Coglianese & David Lehr, Transparency and Algorithmic Governance, 71 Administrative Law Rev. 1, 2019

34 Arts 15 and 22 of the General Data Protection Regulation

35 Marcus Woo, Robots: Can we trust them with our privacy?, BBC Future, 2014

36 Sam Guiberson, Some Things about the Internet of Things, 42 Champion 30, 2018

37 Sam Guiberson, op.cit, p.33.

38 KPMG, Global Automotive Executive Survey, 2017

39 졸저, 「廣告技術의 발전과 個人情報의 보호」, 『저스티스 통권』 제106호, 한국법학 원, 2008

40 안순태, 「스마트폰 위치기반 광고와 상업적 표현의 가치」, 『방송통신연구』 가을호, 2011

41 유발 하라리(김명주 옮김), 『호모 데우스 - 미래의 역사』, 김영사, 2017

42 Bette Midler slams Trump over Oscar remarks: 'I'm more upset that a parasite won the White House,' Foxnews, 2020

42 Kate Crawford and others, AI Now 2019 Report, 2019

43 Kate Crawford and others, AI Now 2019 Report, 2019

44 F.A. Hayek, Law, Legislation and Liberty, Vol. 3, Routledge, 1982

사진 출처

들어가며

디지털 뉴딜 문화콘텐츠산업 전략보고회 ⓒ 청와대 홈페이지

Q1

픽셀 버즈 1세대 ⓒRobert Nelson

아마존 스카우트 ⓒKldalley6

클로이 청소 로봇 ⓒMatti Blume

세계 최초로 시민권을 얻은 지능형 로봇 소피아 ⓒJean Marc Pere

휴머노이드 로봇 나오 ⓒSoftbank Robotics Europe

자동차 공장의 산업용 로봇 ⓒSteve Jurvetson

인공지능 로봇 볼리 ⓒ삼성전자

인공 인간 네온이 전하는 가상 기상 예보 ⓒ삼성전자

Q2

알파고와 대국 중인 이세돌 ⓒGetty Images News / 게티이미지코리아

미국 오클라호마주에 있는 구글의 데이터센터 ⓒXpda

우버이츠의 배달원 ⓒfranz12

인공지능 택시의 등장에 항의하는 택시 기사들 ⓒdavide bonaldo

Q3

구글의 개인정보 보호 약관 ⓒbangoland

프리 베이직스 앱 ⓒSunshine Seeds

거래 대상이 된 개인정보 ⓒAntonello Marangi

공공데이터를 활용한 인터넷 구직 정보 사이트 ⓒ크레딧잡 홈페이지

대한민국 법원 종합법률정보 사이트 ⓒ대법원 종합법률정보 사이트

Q4

인공지능이 만들어 낸 추상적인 이미지 ⓒMartinThoma

휴머노이드 인공지능 로봇 아이다 ⓒLennymur

사람 대신 인공지능이 노래를 작곡해주는 쥬크덱 ⓒ쥬크덱 홈페이지

영화 〈그녀〉의 한 장면 ⓒAA Film Archive/Alamy Stock Photo

일본 소프트뱅크사의 로봇 페퍼가 사람과 소통하는 모습 ⓒAntonello Marangi

영화 〈바이센테니얼 맨〉의 한 장면 ⓒPhoto 12/Alamy Stock Photo

Q5

페이스북의 로고 ⓒSome pictures here

구글의 자동 완성 알고리즘 ⓒOlga Ganovicheva

존 로버츠 현 미국 대법원장 ⓒSteve Petteway

뉴욕 경찰국 경찰들 ⓒChristopher Penler

조지 플로이드 사망에 분노해 거리로 나온 미국 시민들 ⓒTverdokhlib

아마존의 프라임 회원 광고 ⓒSundry Photography

전통 유통업체 시어스 ⓒShot Stalker

국민과의 투명한 소통을 목적으로 만들어진 정부의 정보공개포털 ⓒ 정보공개포털 사이트

Q6

집안 곳곳을 누비는 청소 로봇 ⓒpixabay

호텔 프런트에서 체크인을 담당하는 공룡 로봇 ⓒNed Snowman

페이스북의 데이터 유출 사건에 항의하는 청년들 ⓒJwslubbock

입국자가 설치해야 하는 자가 격리 애플리케이션 안내문 ⓒ 행정안전부

도로를 순찰하는 보안로봇 ⓒMatthew Corley

중국의 기술 박람회에 공개된 화면 ⓒhelloabc

서울시 통합이동서비스 개념 ⓒ서울연구소

Q7

구글, 아마존, 페이스북, 애플의 애플리케이션 ⓒKoshiro K

영화 〈기생충〉의 한 장면 ⓒCollection Christophel/Alamy Stock Photo

아마존 물류센터의 노동자들 ⓒFrederic Legrand - COMEO

＊ 수록된 사진 중 일부는 노력에도 불구하고 저작권자를 확인하지 못하고 출간했습니다. 확인되는 대로 최선을 다해 협의하겠습니다.

＊ 퍼블릭 도메인은 따로 표기하지 않았습니다.